◎目次

JN127016

NOTE3 性格をめぐるつきない悩み

NOTE4　時間をめぐるつきない悩み

精神科医のつきない悩み対応法

――こころのうちは喜びと慄《おのの》き

NOTE1

ぼくの進路をめぐるつきない悩み

ぼくは将来、何になる？

医師ならば、多くのひとが何回も問いかけられるであろう。

なぜ、医師に……。

ぼくの場合、原点は叔母の問いかけにあった。そのころは、といっても昭和30年代は、頻繁《ひんぱん》に親戚の行き来があった。

親類の誰かが、毎月のように家に来ていたし、夏休み、冬休みなどは、いとこ会と称して、集まりがあった。否応《いやおう》なく参加させられた。

そのころのぼくは、それが当たり前で、延々と将来も続くのかと考えていた。ひとりで本を読むのが好きな内向的なぼくは、悶々《もんもん》としながらも、しぶしぶ参加していた。それを敢然《かんぜん》と拒否したのは、ぼくの弟であるが、ぼくには、その勇気も気概もなかった。

それはさておき、叔母である。

ある日、親戚はほとんどが僧侶なので、「いとこの誰それは、お坊さんになるのよ」などと、とりとめのない世間話のあと、「ところで、英樹ちゃんは何になるのかな」と叔母が言ったのである。

そのときのことは、鮮明に覚えている。とっさには思いつかなかったが、お坊さん、僧侶がいちばんいいなどの雰囲気が支配的だったのに内心、子どもごころにもカチンとくるものがあったから、ここで無言なのも癪《しゃく》だしと考え、いや、正確には思いをめぐらした瞬間、「白く清潔な白衣のイメージ」が脳裏に浮かんできて、とっさに「医者になります」と言ったのだ。

正直に言うと、そう言ったあと、「これは、いいかもしれない」とひらめいたことも覚えている。

「医者だって。へー、聞いたでしょ。英樹ちゃん、医者になるんだって」

叔母は、ぼくの両親に驚いたように、しかし少し羨《うらや》ましそうに言った。

両親は、びっくりしたようだが、誇らしそうな表情に一瞬変わったことを、ぼくは見逃さなかった。

こういう話は、伝わるのが早い！　またたく間に親戚中に知れて、ぼくは医師になることになった。

実はこの話は、いままで誰にもしたことがない。

社会貢献のためや、自らの社交不安障害を客観的に見るためとか、死ぬほど本が好きなぼくが、せめて書店で買いたいなと思ったらすぐ買えるような経済力がほしいからとか、亡くなった人に関する職業じゃなく、生きることを後押しする職業に就《つ》きたいからなど……。

後付けはさまざまだけれど、原点は、叔母のなにげないひとことだった。

逆に考えると、それまでのぼくのさまざまな思いや願い、希望や憧《あこが》れなど凝縮されていたものが、一瞬にして結実して、ことばになったのかもしれない。

読者のなかには、なにかドラマチックな動機を期待した方もいらしたかと思うが、本当に申しわけない。しかし、ここで脚色してもしょうがないし、ぼくの周囲の医者たちも似たり寄ったりの方が多い感じがする。

長く遠い道のり

問題は、その後である。

昔もいまも、医学部入学は難しい。入学定員も極端に少なく、天才的な理系学力が天賦《てんぷ》のものとしてあるか、残念ながらそれに恵まれないものは、生活のすべてを受験勉強に捧げ何年でも浪人を厭《いと》わない強靭《きょうじん》な精神力を要求される。

それが、そういう姿勢こそが、医師ことに臨床医《りんしょうい》に必須なのだが。

中学では、1年生のはじめての中間試験で学年1番になり、その継続でトップ校の山形東高校に合格した。

しかしその後は、暗黒時代が続くのだ。

中学生の試験問題とは、質が違ってきた！　まかり間違っても、数学で満点はなくなる。一部のマニアが物理で満点を取ることは、稀《まれ》にあっても、センスがないぼくは、屈辱の0点！　を取るという惨状に突入した。

とにかく教科書をなめるように暗記したが、テストではまったく通用しない。

高校の指定した問題集は解答だけが書いてあり、そこへ至る思考過程が記していない。

先生に問うと、それは君が考えるんだという。そうかそうか、そうすると、その解答が理解できないのは、ぼくの浅学《せんがく》のせいなんだと、さらに自責の嵐である。

「試験によくでる英単語」や「試験によくでる英熟語」はゲテモノだという英語教師の言を信じ、一切読まない私の成績は、とくに全国模試では絶望的なものとなっていった。

あくまで、医学部受験を譲《ゆず》らないぼく。「浪人してもいい」と言うと、担任はぼそりとひとこと、「君は何浪しても受からない気がする」と言い放ったのだ。

さすがに狼狽《ろうばい》するかと思いきや、感情麻痺《まひ》というか、あまり感じず、茫然自失《ぼうぜんじしつ》となったのを、昨日のことのように思い出す。


そして……当然の如く、一期校、二期校ともに全敗。

自治医大（自治医科大学）を現役で受けたのか、なぜか記憶にない。

当然、浪人生活に突入！

山形市から、仙台市に引っ越して、下宿生活が始まった。予備校に通う日々。

不思議とつらくはなかった。


ここで、ある種、運命的な出会いが待っていた。高校の同級生で、山形東高校へ毎年多く合格者を送りこむ名門中学出身の彼である。ナイーブかつ親分肌の、面倒見のいいやつだった。ここで、衝撃的な事実を知らされることになるのである。

その中学出身者は、高校に入ってからも、成績がいい人が比較的多く、東大や国公立医学部に合格する率が、ほかの中学出身者より多かった。これは、もともと毛並みや家柄、IQが高いためと信じていたが、実は、「とてもよい参考書が引き継がれているため」というのだ。

『試験にでる英単語』（森一郎著・青春出版社）すらやらなかったぼくをたいそう哀れに思ったのか、彼は、懇切丁寧《こんせつていねい》に、「大学への数学」「日日の演習」（以上、東京出版）をはじめとする珠玉《しゅぎょく》の参考書を紹介してくれたのだ。

これは、衝撃的だった。

やり方があるんだ、あったんだ。教科書と心中して東大に入れる人は、たしかにわずかはいるのだろう。そんななかから、理系の東大教授は生まれるのだろう。

しかし、ぼくは試験で高得点をあげて、医学部に入り、医者になりたいのだ。

そのためなら、なんでもする！　何浪でもすると決めたんだ。

それから……。

ぼくの参考書遍歴が始まった。仙台市でいちばん大きな書店に入りびたり！　少しでもぼくの理解を助けてくれる本を片っ端から購入した。幸い「参考書を買うから」と電話すると、安い給料からも、父母は惜しみなく送金してくれた。

長引く浪人時間と本代を、文句ひとつ言わず許してくれた両親には、ただただ感謝するのみだった。一方、ここまできたからには、後へは引けないという覚悟も芽生えてきた。

ぼくは、授業で教師に教わり、その場で理解するタイプではなく、じっくり家で、ひとつひとつ強迫的に確認しながら、理解し記憶し暗記するタイプなのだといまさらのように気づいた。なるほど、そういえば、中学時代も授業中は、周囲が気になって集中できず、もっぱら家庭学習で、完全を狙い成功してたじゃないか！

とにかく、運命的によい参考書は見つけることができた。あとは、ぼくなりのスピードでじっくり、しっかり、きちんと脳裏に焼きつければ、合格だ！

そんなこんなで、最低限は予備校に行くものの、もっぱら下宿で暗記作業にいそしみ、次の模試に備えて、戦略を練る毎日だった。

英語は、もともとの得意科目で、『試験にでる英単語』と『試験にでる英熟語』を徹底的かつ完璧にカードをつくって暗記したら、受験科目のなかでいちばんはじめに安定科目になった。この安定というのが重要で、1ヵ月くらいまったく英語の勉強をしなくても、試験の成績が下がらないレベルである。受験科目すべてを安定に持ちこめれば、合格と踏んだ。

ただし、お気づきの方もおられると思うが、ぼくの勉強方法は、「暗記」なのだ！

思考力を試す問題が主となる、いわゆる旧帝国大学の入試問題には、無力である。

でも大丈夫。ならば、そこは受けなければいいのだ。

ということで次は、どの大学の問題がぼくに合うのかと、探求だ。

これは、比較的簡単だった。総合大学で二期校、他学部と同じ問題のところ。医学部だけ問題が違うところは避ける。医学部だけ違う問題だと、超難問が含まれることが多い。なぜなら、中途半端な問題にすると、受験者のほとんどが満点となる可能性もあるから……。

結局、総合大学で全学部同一問題であれば、標準的な問題を出さざるを得なくなる。難しいほうにシフトさせれば、とくに数学や物理は、零点続出！　選別不可能だ。やさしいほうにシフトしすぎると、満点（とくに医学部受験生！）続出。いずれにしても選別不可能。

そんなこんなで、志望大学も、いくつかに絞られてきた。

問題は、常に合格点が取れるかだ。数学や物理は、ほとんどすべてが暗記だ。だからやったことのある問題ならOK！　しかしはじめての問題となるとゼロが多い。なかなか模試の判定が安定しないまま、入試を迎えた。

自治医大は、マークシート式の一次を突破、たしか70人近くから6人と記憶している。だが、二次は、こりゃまたすごく本格的な問題！　ことに数学と物理で、見たとたん、撃沈！　上位2人合格だが、ダメでした。

福島県立医科大学と秋田大学医学部は、もちろん過去問が、ぼくにピッタリだから受けたのだが、それなりに手ごたえを感じたものの結局、不合格。

二浪目に突入。しかし不思議と悲壮感は感じない。自治一次、福島と秋田である程度できたことと、ことに秋田は、その後の受験雑誌で見た合格最低ラインに、相当近い得点だったと、確信に近い思いがあったから（あくまで主観だが）。

そうだ、これまでのぼくなりの受験勉強を続けて、「穴」をひとつずつ、埋めていけばいいんだ。それで、いつか、必ず、医学部に合格できて、医者になれるんだ！

そんな思いが沸々《ふつふつ》と湧いてきて、受験勉強が苦痛ではなく、むしろ喜びに近い行為となっていった。

当然、模試の成績も上昇し、ボーダー圏にたびたび入るようになった。

しかし、好事魔多《こうじまおお》し。

ある日、模試の結果をぼんやり見ていると、いままではもう、医学部のところだけ穴のあくほど見つめていたのだが、文学部系に成績をスライドさせていくと、な、なんと東京大学文科Ⅲ類が、可能圏なのだ。

受験生の、至上の夢！　東京大学、東大だ。

一瞬、甘美な想いがこみあげてきて、酔ったようにその感情に浸ったことを、いまでもありありと思い出す。

いいじゃないか！　二浪しても「東大」だもの。

もともと文学好きで、英語や国語は大得意科目だから、東大出て、いいところ、そう、出版社にでも就職できるかも……。

やはり東大の吸引力はたいしたもので、1ヵ月ほど迷走状態に入ってしまったのである。

なんのことなく、その熱病は冷めた。

東大文系の赤本を、本気で解いてみたのだ。

さっぱり、わかりませんでした！

やっぱりというか、東大はさすがというか、暗記力ではなく思考力を求めているのだ

（当然だが）。

ぼくは、目が覚めました。

やっぱり少しだけ成績が上がったからって、いい気になってました。

身分をわきまえて、暗記に磨きをかけさせていただきます！

女神はいた！

よく、東大や京大に努力させて合格させようとする、多くは公立進学校の先生がいるが、お門違《かどちが》いも甚《はなは》だしいので、いますぐやめてほしい。本当に、心底そう思う。

努力して、たかだか大学入試にがんばるひとなど、はなっから求めてはいないような感じがする。

努力して、努力してがんばる子どもを求めているのは、むしろ医学部であろう。職業の特性としても当然だ。

一方、研究者、それも世界に通用する一流の学者の資質は、努力プラス才能が求められよう。文Ⅲ、理Ⅱにしこたま合格者を出す公立進学校が多いが、入学後かなりの数が医学部学士編入試験に挑戦し、合格しているのは周知の事実で、大手予備校にはその専門コースもある。

進路指導主事で実績をあげて、自らの将来の教頭や校長の足掛かりをつくるために、珠玉の生徒の将来を踏みにじるのはやめるべきである。


二浪の秋頃から、成績は安定してきた。

福島、秋田なら可能圏まできた。医学部の場合、確実圏の判定はめったに出さない。100人定員なら、上位10人程度かというところなので、可能圏でも十分挑戦できる。苦手な数学や物理も、すべて暗記、暗記で、蓄積がかなり増えていた。

と、東北大も、ちょろちょろ可能圏をかするようになり……。

人間は欲が出てくるもので、しかし、予備校の教頭にお伺《うかが》いをたてたところ、「三浪してもよければ、受けてみろ」とのお答えだった。そこで、万事休す。だって三浪したら、優秀な弟と同時受験！　そして弟が東北大学に現役合格で、私が落ちたら。よしんば入れても、少なくとも6年間、弟と机をならべることになる……。

想像するだけで恐ろしい！　地道に行こう。

ずっと狙ってきた福島と秋田でいくか。自治医大は、現役優先だからやめとくか。なんて考えて腰が据《す》わってきた！

しかし、女神は、いたのだ！

新設医大ブームが来ていて、筑波《つくば》大学が、いわゆる三期校入試で、受験可能となったのだ。すなわち、福島県立医科大学を受験後、その日のうちに上野へ移動し、旅館に宿泊（ちなみにこの旅館は、父が会社の出張のときの定宿なのだが、だから、いろいろ気をつかっていただいて感謝している）、翌日、茗荷谷《みょうがだに》にある東京教育大学で医学専門学群を受験するというものだ。

結論を急ごう！

四択、五択の一次試験の前に高熱を出したが、町医者で解熱剤を打ってもらったところ、ちょうど試験が始まるころに効《き》いてきたらしく、頭がすっきりしてきて、すこぶる快調。もともと択一試験は大得意で、ほぼ満点かという手ごたえ。これは、いける！　と大学入試ではじめて、いわゆる手ごたえを感じた。

苦手の二次の論述試験では、数学で難問を飛ばし、確実な問題の見直しを徹底した。三次は面接である。

数人の面接官に、囲まれ、ガチガチに緊張したぼくは、「なぜ医師をこころざしたのか」の問いに、「いま、ぼくはとても緊張しています。こういうのも治《なお》す医師になりたいのです」と震えながら話したが、その瞬間、複数の面接官の瞳が輝いたのを、ぼくは見逃さなかった。

これは、ひょっとして……。

論述はそこそこ、一次はほぼ満点！　なんとか逃げきり合格か……。

合格発表は、嫁いで東京に住むいとこがわざわざ見にいってくれた。

「合格だった。すごい進学高校のひとばっかりだった」とぼくの親に電話があったという。

安堵《あんど》で、すぐには喜びの実感が湧いてこない。不思議な静寂。

すぐに、福島県立医科大学は不合格との電報が。やはり、福島県人でないと難しいのかなんて考えていたら、ほどなく補欠合格の通知と分厚い書類が送られてきた。

補欠合格を知り、父がぽつりとひとこと。「実力つけてたんだ！」

実は、父は筑波大学合格をフロックつまり、まぐれと思っていたふしがある。

福島にも愛着があったが迷うなか、その父が東京の大手予備校に直電して相談したところ「国の肝《きも》いりでつくられた筑波がいい」と断言されたという。

もちろん、最終決断は、ぼく！

筑波の将来にかけて、正規で合格させてくれた筑波大学に、決めた。

夢と葛藤の医学生時代

筑波大学は、茨城県の陸の孤島と言われた筑波山を望む関東平野に建設されたため、アパートなどは皆無《かいむ》で、新入生はほぼ全員学生寮に住むことになる。近代的な個室で、家具もついていて、定期的なリネンサービスまであった。不便な仙台での下宿生活とは、まさに雲泥《うんでい》の差だ。理想的な住環境だ。


一方、集団生活である。

内気、内向的で神経質な性格のぼくにとって、つらいこともあった。

対人関係である。

嫌われたくないぼくは、一日中の来室者を拒まなかった。いつも多くの仲間が来ていて、いつしか、ぼくの部屋は一種の社交場となり、ひとりの時間や勉学に集中する時間が少なくなった。

バランスをどうとるかが難しい課題となった。

たまらなくなって一時ひきこもるが、すぐ寂しくなって……の繰り返し。

そんななか、女子学生に恋心を抱くも片思いで、いつも叶《かな》わぬ遠い夏の日の夜の夢……。

医学部は、いつもいつも、テストの繰り返し……。

毎週のように試験があり、ほとんどが必修だった。試験が終わった日の夜に、部屋で大宴会、二日酔い、三日酔いがおさまったころから、また勉強して試験に突入！の繰り返し。

でもね、このベルトコンベアに必死でしがみついてると、いつしか進級や国家試験が見えてくる。

一方、文学部などは多くを自分に委《ゆだ》ねられるから、個人である種、そのベルトコンベアをつくらなければならない、そういう、苦労、苦しみがあろう。

筑波大学の一回生ほぼすべての数百人が、学生寮に住む。さまざまなことが起きては収まるの繰り返し……。

山形県の小さな範囲の、限られた人間関係で育ったぼくにとっては、大きな変化！　ついていくだけで精いっぱい。

しかし、いま振り返ると、あの寮生活の経験がなければ、いまのぼくの精神生活はないと、つくづくそう思う。

傷つかなければ、悩まなければ、成長はないのだ。

その意味でも、最初の2年間の寮生活を提供してくれた筑波大学に感謝している。

ぼくは、ほうっておくと対人場面を回避してしまう。そうすると主観的には楽だが、発展や進化はないのだ！


3年目からは、筑波大学の関連財団が経営するビルで学生数十人と、個室生活。医学生もたくさん入居していて、結局卒業するまでそういう生活が続いた。

下宿のような生活は経験せず、泣きたくなったら、いつも弱いぼくをあやしてくれる友がいた。相変わらず吃音《きつおん》傾向もあったが、「上月選手は、しゃべらないで飲みすぎなければ、いいやつなんだが」「まじめすぎんだよ」なんて言われてた。


厳しい病棟実習や、一般医療機関での学生実習もなんとか修了し、卒業試験と医師国家試験を残すのみとなった。

この時期は、厳しい卒業試験や国家試験の受験勉強にいそしむほかに、将来の方向性を定めなければいけない。

ここで、大きな迷いが生じた。

圧倒的に精神科が好きで、心理学や精神医学の本を読みあさっていたので、てっきり精神科と思いきや……。

当時は、精神科への評価はいまとは大違いで、信頼していたある教授に、「上月君、人づてに聞いたんだが、精神科に行くそうだが本当か。えっ、そうなんだね。とにかく、上月君、そこだけはやめとけ。精神医学は、学問として、まだ、成立してないから」と言われたのは、効いた。

さすがに、そこまで言われると……。

さらに、国家試験のための、内科や外科をはじめ膨大《ぼうだい》な勉強をこなしていくなかで、こんなに幅広い最新の知識を吸収しているぼくが、医師になったとたん、精神科だけを、すぐやるのはいかがなものかなんて。

そんな思いが、むくむくと頭をもたげてきてしまう。

さあ、どうする。

親戚から医学部に入ったのは、ぼくがはじめてだ。一般の人の医師のイメージは、多くは内科医か外科医、あとは小児科医か産婦人科医か。

そこで、精神科医である。

よりによって精神科、まさか、あろうことかの精神科。

さすがの両親も、絶句。

父などは「6年も勉強して医者になって、山のなかの精神病院の番人か」と言う。

いくらなんでも、そこまでは、と思ったが、うつ病全盛のいまとは違い、統合失調症が主流で、治療方針も現在のようには確立されていなかったから、父の考えにも一理はあろう。

そんなこんなで、一時は大学の精神科にエントリーして、教授には一目置かれていたが……。

「やはり、しばらく内科をやりたい」と申し出て、当然、なかば破門状態となってしまった。

そのショックも、迫りくる国家試験の恐怖で、試験勉強に専念せざるを得なくなり……。

仲よし仲間の勉強会に支えられ、猛勉強！

医学部受験勉強と、同じくらい、努力して、努力して……。

そして、ついに医師になった！

ゆれる研修医

ぼくの医師生活は、日立《ひたち》総合病院の内科研修医から始まった。

母校の精神科教授に申しあげた「内科をやりたい」を実践したわけだ。この病院にしたわけは、日立製作所の総合病院で最新のＣＴなどが使えること。それと、医師用のマンションから、海が見えたことだ。

盆地で四方を、蔵王《ざおう》や月山《がっさん》の山並みに囲まれた山形市で育ったぼくにとって、海は憧れだった。

いつか、ここから脱出して、海の見える町に行こう。

そう強く願っていたから、海と山にも近い日立市にはまった！　即決だった。

ところで、マンションはさておき、研修医生活はどうだったのだろうか。

これが、とてもよかったんだ。

あらゆる意味でね。

内科病棟で、懸命に働いた。

胃カメラ、点滴、採血、胸部レントゲン検査の判読、終末期のケア、腹水穿刺《せんし》（腹水を吸引）、骨髄《こつずい》穿刺（骨髄液を吸引）などなど。


そして、2年目には研修医1年生が入ってきて、切磋《せっさ》琢磨《たくま》。この研修医との出会いがよかった。まじめで実直で、しかも筑波大学の優秀な後輩で、一緒に仕事していると、まあ、やっぱり際立った差がついてくるんだ。たとえば胸部レントゲン写真の読影、ただの灰色にしか見えない画像のなかに、微妙な陰影が見えるという。そうすると、先輩医師は、「今度入ってきた新人は、内科のセンスがいい！」なんてほめるんだ。

それよりなにより、ぼくは仕事やってて、まったく楽しくないんだ。

それが、決定的だった。

そんなこんなで、研修医2年目の夏ころには、ぼくは、やっぱり精神科に行こうという意思《いし》が固まった。

そして……。

忘れもしない晩秋のあの夜。

ぼくは山形県出身だから、山形大学医学部の精神科に入局しようと考え、筑波大学の精神科教授に紹介状を書いてもらおうと電話をしたところ、「やはり、卒業大学出身者のほうが優遇されるから、なんなら、筑波に来ないか」という。願ってもないおことばをいただき、いやはや、もう二つ返事で、3年目からは筑波大学精神科の医局に所属することになった。

嬉しかったね。

破門じゃなかったんだ。

このシーンは、一生忘れないな。

こういうことって、あるんだね！

精神科医として出発！

結論から言うと、いやー、本当によかった。

まず、診療がおもしろい。もともと心理大好き青年だし、その方面の本は読みあさっていたし……などなど。

医局は、生物学的精神医学、とくに電子顕微鏡を使った形態学を得意にしていた。精神療法を用いた青年期精神医学に興味が傾いていたぼくには、いまいちだったが、かえって派閥から離れて自由に動けてよかった。干渉もされず……。

人間、なにが幸いするかわからない。

そうこうするうちに、学生さんの精神保健を担当する保健管理センターに助手のポストが空いた。「青年期なら上月」という雰囲気が醸《かも》し出されていたため、筑波大卒業生医学系スタッフ第一号になった！

その後、隣にある図書館情報大学体育・保健センターでも精神科医をほしいというので、私が横滑《よこすべ》り。格下の大学ではあったが、競争が緩《ゆる》やかで、文科省の在外研究員に応募して、当選！

卒業後10年余りで、オーストラリアのメルボルン大学オースチン病院青年期部門に留学する機会を得た。この留学では、世間体にとらわれずに、自分の感性を信じてさまざまな選択をしていくことの重要性や、人種や国籍を問わず、人間として尊重し合うことの素晴らしさを学ぶことができた。

実はこの留学、フランス、イギリス、アメリカ（ハワイ大学を含む）など6ヵ所に連絡したものの、すべてに断られ困り果てていた。が、メルボルン大学に留学歴のある弟に泣きついたところ、精神科教授にすぐ連絡してくれて、即ＯＫとなったのだ。

まさに、弟さまさまである。

帰国して、その後は、学生や大学院生の精神保健を専門とし、診療や教育をした。図書館情報大学はのちに筑波大学と合併し、また、筑波大学精神科の医局所属となった。

ここで、多くの優秀な後輩の研究者たちを目の当たりにすることになる。多忙な診療のあと、深夜まで科研費の申請をするひと、実験室でラットの脳の抗精神病薬による形態変化を電子顕微鏡で追跡するひと、精神薬理を専門とし、他大学との共同研究に精を出すひとなどなど。

さすが、天下の筑波大学！　とても無手勝流《むてかつりゅう》のぼくが太刀打ちできるはずもなく……。

そして、さあどうする。


結局、やはりぼくは臨床一本でいくことにしたのだ。前教授から直接電話があり、数年前から土浦《つちうら》メンタルクリニックに、土曜日に通っていたが、その母体である医療法人新生会豊後荘《ぶんごそう》病院で求人があり、意欲溢《あふ》れる理事長との面接のあと、大学を辞し就職することにした。

不思議と大学への未練は湧かず、ある種、さわやかな、晴れがましい気持ちになったことを、いまも鮮明に憶えている。

ぼくの、新しい出発である。


病院での診療は、興奮した統合失調症の方や双極性障害（躁《そう》うつ病）の方の鎮静、つまり薬物療法に携《たずさ》わり、外来が長かった身にはつらいことも多かったが、入院の重い症例を知っていてこそ、幅広い視点から外来診療ができるのだと信じて、なんとか2年あまりを耐えた。

この間、未熟なぼくを支えてくれた同僚や後輩には、ただただ感謝しかない。一般臨床では、当然のことだが、大学人より民間医療機関で揉《も》まれた方々のほうが、一枚も二枚も上手である。多くの医師から、貴重なアドバイスを幾度となくいただいた。

そうこうするうちに、土浦《つちうら》メンタルクリニックの所長として働いてくれないかという話があり、本望としていたことだから、ありがたく受けさせていただくことにした。

それから、15年余、週5日クリニックで、週1日は豊後荘《ぶんごそう》病院で勤務している。

あまり苦しいと思ったことはないなあ！

ひとえに、クリニックのスタッフの方々の善意ややさしさに支えられているから……。

事務職員、心理士、看護師の方々、いつも感謝しています！

NOTE2

診療をめぐるつきない悩み

「うつ」は必ずおさまる

臨床《りんしょう》場面で、クリニックでいちばん多い症状、そう、7割くらいは、うつ病、抑うつ状態である。

うつをひとことで言えば、「波」だろう。その意味は、寄せては返す、つまり、必ずもとの水準に戻る病《やまい》であることだ。

一方、統合失調症は「プロセス、過程」と言われ、少しずつ進行し、もとの人格水準には戻りがたい病とされている。

そう、だから、うつは、必ずおさまるのだから、おさまるのを待つのがポイントだ。

うつの最大の悲劇は、自殺。だから、いかに自殺させないかが最も重要だ。

自記式うつ病評価尺度で自殺念慮《ねんりょ》(自殺しようとする意思)があるひとには、診察の最後に必ず「次にここに来るまでは、危ないことしないって、自殺しないって、約束しましょうね。もし、約束できそうもないときは、いつでも言ってください。入院先を探しますから」と言う。

うつになる方は、とてもまじめなひとが多いから、約束は守ってくれる！

また、「死にたくなったときは、自分がそう考えていると思うと、自分が死にたいから死ぬんだ、となってしまうから、自分がじゃなくて、うつがそういう考えを、アドバルーンのように浮かばせている、もしくは、うつが暴れてるって考えるんだ、そうすれば死なないですむからね」と言う。

さらに「うつの治癒《ちゆ》過程で、突然なんの前ぶれもなく、死への衝動があらわれることがある。それはとても激しく、耐えがたく感じられることもあり、いっそ死んだほうがいいとなりがちだが、意外と長続きせず、３分くらいでおさまることが多いんだ。だから、だいじょうぶだよ」と、念のため言うことが多い。

それから、なんでうつ病なんかにかかってしまったんだと、首をうなだれて意気消沈しているひとたちに言うことば。

「１００人の日本人の一生を追いかけると、男で20人、女で30人くらいは、ごくごく軽いうつを含めれば、１回以上うつになるもんだよ。だから、珍しくない、コモンディジーズ（ありふれた病気）なんだ」

さらに続けて言う。

「あなたはうつを、いま、実体験している。あなたが感じている、うつの、悔しさ、むなしさ、不安、やるせなさ、イライラなどがよくわかるやさしい、いい男や女になれるよ。素晴らしい父親や母親になれるよ。もしも、子どもに恵まれたら、子どもの思春期の不安定さに寄り添える親になれるから」

「足を骨折したら、また折れやすくなるかもしれないが、精神科では苦しみ損はないよ。経験として生きてくるからね」


以上のことは、大学生、高校生、中学生にも知っていただきたいことで、若年者の自殺予防の観点からも、とても重要なことだと思っている。精神科の視点からも、保健体育教育にぜひ取り組んでいただきたいと、切に願う。


それから、認知行動療法的考え方も、医療の現場だけではなく、むしろ教育現場にこそ、必要なのではないだろうか。

日本オリジナルの、森田療法的アプローチ（51ページ参照）の普及と啓蒙《けいもう》もしかりである。精神科医が、教育現場へも出ていく必要があると考えている。

それじゃ、先生はやっているのって聞かれると……お決まりのフレーズで答えるしかないのだが。

「日々の臨床で手いっぱいです」ってね！

さらに、精神科臨床も、発達障害を中心とする児童・思春期、職業や配偶者アイデンティティ（就活や婚活）をめぐる青年期、うつ病や適応障害が多発する壮年期、老いをめぐり数々の喪失《そうしつ》体験に遭遇し、認知症も視野に入ってくる老年期と、分化され、それぞれの専門クリニックもできるだろう。

精神科で診る病

日々の臨床。

精神科で診《み》る病は、二つに分かれる。

本人が異変を自覚しているものと、本人より周囲が異変を察知しているもの。

前者については、うつや不安障害が代表的なもので、薬とともにことばによる精神療法も有効であるが、後者、すなわち統合失調症や躁《そう》うつ病、ことに躁状態のときは、第一義的に適切な薬物療法が最優先される。

一般のひとは、とくに家族は統合失調症の急性期にカウンセリングを強く希望されたりすることがあるが、まず、脳内の神経伝達物質の大きな変化を薬で是正《ぜせい》することが、重要である。

最近では、副作用が少ない優れた抗精神病薬が次々と登場してきている。

まず、幻覚や妄想《もうそう》という症状をなくし、それから、いかにその状態を維持させるか、すなわち服薬をいかに維持させるかであるが、ぼくは次のように話すことが多い。

ぼくは高血圧でずーっと何年も血圧を下げる薬を飲んでいるが、きみの病気も、高血圧や糖尿病と同じなんだ。

おそらく、ぼくはこれからも飲み続けるだろうね。きみも再発予防のために飲んだほうが、有意義な人生を送れると思うよ！

ぼくが高血圧だということと、ぼくの人生は次元が違うものだろ。

だから、きみが統合失調症だということと、君の人生は別次元のものなんだ。

ただ、飲んでても血圧や血糖のコントロールが、万が一、不安定になったときは、一時

愛読者カード

ご購読ありがとうございました。今後の参考とさせていただきますので、ご協力をお願いいいたします。また、新刊案内等をお送りさせていただくことがあります。

【1】本のタイトルをお書きください。

【2】この本を何でお知りになりましたか。

1.書店で実物を見て　2.新聞広告（　新聞）

3.書評で（　）　4.図書館・図書室で　5.人にすすめられて

6.インターネット　7.その他（　）

【3】お買い求めになった理由をお聞かせください。

1.タイトルにひかれて　2.テーマやジャンルに興味があるので

3.著者が好きだから　4.カバーデザインがよかったから

5.その他（　）

【4】お買い求めの店名を教えてください。

【5】本書についてのご意見、ご感想をお聞かせください。

●ご記入のご感想を、広告等、本のPRに使わせていただいてもよろしいですか。
□に✓をご記入ください。　□ 実名で可　□ 匿名で可　□ 不可

郵便はがき

切手をお貼りください。

102-0071

東京都千代田区富士見一－二－十一
KAWADAフラッツ一階

さくら舎 行

住所	〒　　都道府県			
フリガナ		年齢	歳	
氏名		性別	男　女	
TEL	(　　　)			
E-Mail				

さくら舎ウェブサイト　www.sakurasha.com

入院するよね。

だから、薬を飲んでても、不安定になったときは一時入院かもしれないが、薬を中断したときと比べて、その確率はきわめて少ないんだ。

それからその不安定さだけど、うつだと、本人がいちばん早く気づくんだけど、統合失調症だと、本人はなんともないと思っていても、まわりのひと、家族などが気づくことも多いんだ。だからまわりのひとの意見も聞いて判断してね。

犯人探しをする前に

最新の精神医学はめざましい進歩が見られ、うつ病についても神経伝達物質の減少が推定され（モノアミン仮説）、それにもとづくさまざまな新規抗うつ薬が開発されてきた。

しかし、うつと一口に言っても、性格起因性のものや、それこそストレスで一時的にへこんでいるひとなどさまざまなタイプがある。うつと言うと、すぐ、犯人探しがはじまるが、どこからどう見ても、なにも出来事、ライフイベントがないのに、さまざまな抑うつ症状を呈し、ときには自殺念慮をともなう例が、いわゆる内因性うつ病である。

この場合は明らかに脳内の神経伝達物質が減少しているだろうから、抗うつ薬の出番となる。

一方、オーバーワークには休養が、そりの合わない上司との関係には配置転換や異動が必須である。性格起因性のものには、根気強いカウンセリングを通しての自己洞察などが必要であろう。

急には休めない、すぐには異動できない場合は、症状に合わせて睡眠導入剤や抗不安薬を使ってみることもある。

いずれにしても、詳細な問診や、発病状況の分析が必要なのは言うまでもない。

明らかに脳の疲弊によるうつか、本来の性格がらみや一時的な反応としてのうつか、すなわち脳とこころについての判断が要求されよう。

性格が色濃く関与しているものや、反応としてのうつ、すなわちショックやストレスでうつ症状を示しているもののときは、さまざまなことばが有効に働くことがある。

脳の疲弊のときは、休養と、より早い回復のためには薬が必要となる。

脳に薬！　こころにことば！

精神科→くすり→依存→やめられなくなる　……


連想ゲームじゃないけど、こんなふうに思っているひとは、まだまだ多い。

しかし、近年、依存を心配しなくてもいい薬物が次々と出ている。睡眠導入剤や新規抗うつ薬（SSRI、SNRI、NASSAなど）である。

経験のある精神科医なら十分な知識があるから、たいていは大丈夫だ。


そこでパニック障害である。

パニック障害は、何の前ぶれもなく突然、動悸《どうき》や発汗、窒息感やめまい感などがあらわれ、死ぬのではないかという恐怖にかられて、半数くらいのひとは救急車を呼ぶといわれているものである。もちろん心臓や肺など身体的には、何の異常も認められない。

ポイントは、突然あらわれ、10分以内に頂点に達し、その後急速に改善する点にある。

さまざまな研究がなされ、状況因子、直接誘発因子など心理学的背景なども議論され、若かりしころのぼくも優秀な先輩と分析に加わったりもした。

ところが、１９８０年、ドナルド・クラインらが、これはまったく生物学的な病で、いわば脳の不安のセンサーの高まりなどで起きることを解明した。

治療には、不安に関する神経伝達物質セロトニンの量をコントロールするＳＳＲＩが有効となり、治療法が確立した。いままでの依存性が心配なベンゾジアゼピン系薬剤からのパラダイムシフト（劇的な変化）である。

それじゃ、私たちを含めた多くの精神科医が探っていた、心因説は何だったかというと、不安をともなう適応障害ではないかという。

不安神経症、不安障害の概念の細分化がされたわけだ。

それじゃあ、ことばが無力かというと、そうでもない！　ＳＳＲＩといえども、副作用はゼロではない。一般的なものは吐き気で、敏感な方は飲めないという。さらにはごく稀《まれ》だがアクティベーション症候群といって、服用後や増量時に、我慢できないくらいのイライラが生ずることがある。

ＳＳＲＩが使えない場合は、メタ認知（自分の認知活動を客観的に認知すること。具体的には、いま感じている自分のほかに、もうひとりの自分をつくること）を活用し、パニック発作が出たらもうひとりのやさしい自分が、うろたえている自分に向かって「大丈夫、大丈夫。いつもの発作だから、死ぬことはないし、10分以内には必ずおさまるから。ほら、もう４分過ぎたでしょ。もうすぐ楽になるよ」って語りかけるんだ。

脳に薬！

こころにことば！

薬とこころのコラボレーションだ。

ＢＰＤが減ってきた

突然、世界中から見捨てられたような不安や恐怖、イライラ（見捨てられ抑うつ）があらわれ、それを消すためにさまざまな自傷行為、たとえば、過量服薬やリストカットなどを繰り返す。

さらには慢性的な空虚感や、理想化とこき下ろしとの両極端を揺れ動く、不安定で激しい対人関係様式などで特徴づけられるＢＰＤ（境界性《ボーダーライン》パーソナリティ障害《ディスオーダー》）は、10年前は臨床場面でしばしば見られた。

ドクターショッピングしているクライエントも多く、当院初診時に丁寧に診察すると「先生は素晴らしい！　いままで出会ったお医者さんのなかで最高です」と言う方がいる。ぼくは、そうきたか。最高と言われたからには、最低と言われることも後々、あるのだろうなんて思った。だって、理想化とこき下ろしの、中間のない対人関係だから。

何回目かの診察で、これまでの流れから、これはアドバイスする時期だと考えて、ちょっと指摘したりすると大爆発！「先生は最低だから、ネットで評判のいいあのクリニックに、いますぐ紹介状を書いてほしい」となる。

ところで、この数年かなあ。このＢＰＤが減ってきている感じがする。同じ年代の精神科医数人に聞いてみると、みな同意見だった。

これは、どういうことかと考えてみると、昔診ていたＢＰＤのクライエントのなかに、最近増加しているという発達障害や双極性障害（躁うつ病）の方がいたのではないかと思う。それぞれにＢＰＤとクロスする症状や病態はあるし、両障害をより意識して、念頭において診る風潮も強くなっているから。

これは、これでいいことだと思う。

おのずと治療薬も違うし、よくわからなくなると「ボーダーかな」と片づけられていたのが、細分化されて、それぞれに適切な医療が入るようになったのだろうから。

ぼくにとっての森田療法

ぼくの青年期は、社交不安障害との悪戦苦闘の日々だった。それは、ときに吃音《きつおん》傾向というかたちでぼくを苦しめた。

人前での発表のときに、からだの震えと吃音傾向が出てくる。ドイツの精神医学者・シュルツの自律訓練法を学んだり、深呼吸したりして、緊張しないように努めれば努めるほど、緊張は高まった。

悪循環である。

ある教師からの問いは、いまも忘れられない。

「きみは、ことばにつまって話せなくなるけど、わかっているけど話せないの。それともわからないから話せないの」と。

そんなときに新聞で、森田療法の紹介記事を読んだ。

まさに衝撃だった。

症状はいじるな！　不安で緊張していても震えていても、それはそのままにして、目的本位に行動せよ。びくびく、はらはらしながら、行動せよ。恐怖に突入し行動を積み重ねるだけでいい！　というもので、緊張そのものを消してから行動する旧来のやり方とは真逆の教えである。


これには、ピンときた。発表はそもそも何のためにやるのか。一生懸命調べものをして、これは皆に知ってほしいということを知らしめるためである。聴衆は、ぼくが震えるかとか、緊張して吃音傾向になっているかなんて注目していず、ただ一点、内容がどうかを聴《き》いているのだ。だから、その内容にだけ精神を集中させるんだ。

そうすると、話す内容が素晴らしくなり、緊張なんてどうでもよくなる！

さすがに、これで全部解決とはいかないものの、だいぶ楽になり、「楽に緊張できる」ようになった。

また、緊張するということは、「ぼくは、この場面や発表を、大事に考えている証拠なんだ」とも考えられるようになり、ならば一層内容を素晴らしくしよう、という方向に関心が向いていく！

神経症傾向のクライエントに向き合い、森田療法的アプローチをすることは多い。

薬の副作用について

現代の精神科治療の主流が薬物治療であることは論をまたないであろう。それだけ、汎《はん》用《よう》されている。

一方、精神科の薬というと、副作用に敏感になる方も多い。

そこで、日常的に使用している薬の副作用について、クリニックでクライエントにどのように説明しているかすこし紹介しよう。

・**睡眠導入剤**――最新のものに関しては、「これは、依存の心配がない薬です。これを飲んで寝ても地震がくれば起きるし、目覚まし時計をセットすれば起きます。また、お手洗いに行きたくなったときも起きますから、安全ですよ」と言う。

・**抗不安薬**――どうしても不安でたまらないひとに一時的に使います。あまり不安でないときに飲むと、眠気やふらつきが出るので注意してください。そのときは、半錠にするか、わたしは、そんなに不安じゃないんだと理解して、飲むのをやめてください。

・**新規抗うつ薬**（ＳＳＲＩ、ＳＮＲＩ、ＮＡＳＳＡなど）――この薬に即効性はなく、２～３週間飲み続けると、効果が出てきます。なんとか副作用に耐えられるようなら、もったいないから飲み続けてください。

その副作用は10人に１人ぐらい。吐き気と眠気などです。我慢できないようであれば、すぐやめて構いません。とくに吐き気はつらいので、胃腸にしか関与しない安全な吐き気止めをお付けしますので、一緒に飲んでください。

それから、いわゆる気分を持ちあげる薬ですから、２０００人から３０００人に１人くらい、服用後にアクティベーション・シンドローム（賦《ふ》活《かつ》症候群）という、猛烈なイライラがくることがあります。そのときは、すぐやめてください。

ところで、あなたは、年末ジャンボ宝くじの1等から3等に当たったことありますか。それくらいの確率で、飲んだら興奮したり、高熱が出たり、激しい震えがきたりすることがあります。いずれにしても、判断に迷ったら、日中であれば、クリニックにお電話ください。

・**非定型抗精神病薬**――妄想や幻覚を緩和《かんわ》する本格的な薬です。昔は、飲むとよだれが出たり、からだが硬くなったり、高熱が出たりする副作用が稀に出ましたが、そういう重篤《じゅうとく》な副作用を極力なくしたのが、この薬です。しかしまったくそのような副作用が出ないわけではありませんから、服用後気になることがあれば、日中であれば、遠慮なくクリニックへ連絡ください。

また糖尿病はありませんか。あれば絶対に飲めない薬もこの中にありますので、お知らせください。

それは妄想か？　念慮か？

妄想は、主観的確信に満ち、訂正不能で、その内容が非合理であることに特徴づけられる重大な精神症状である。

「職場のみんなから嫌われてるんです」というクライエントがいる。そのとき「絶対、100パーセントそう思うんですか」と問いかける。さらに「もしかして、あなたの脳が過敏になって、そう感じるのかもしれないという思いは少しでもありませんか」と続ける。「そう言われれば、そんな感じもします。このところ、忙しかったし、仕事でちょっとミスって、気まずい思いもあったから」などの展開になれば、それは妄想とは言い難く、念慮（思いめぐらす）ということになろう。

妄想と念慮の鑑別は、ときに難しいことも多いが、診断はきわめて重要である。それゆえ、精神科医は全力で問いかける。

妄想の場合は、それが汎化《はんか》（一般化）していくかどうかを確認していく。すなわち、クライエントを嫌っているのは、職場のひとだけなのか、しだいに近所に住んでいるひとや、道ですれちがうひとたちなどに広がりを見せないかなどである。

他の精神症状などを加味して、統合失調症や妄想性障害などと診断を絞っていく。

なお、念慮レベルだと、一安心！

さまざまな念慮が溢《あふ》れるように湧き出すひとほど、優れた作家になるという話もあるから。

敏感で繊細な神経症傾向のクライエントに、よく話すことばである。

一次妄想と二次妄想

先ほど言及した妄想は被害関係妄想であるが、いわゆる二次妄想であり、異常な感情の変化やほかの病的体験から、ある程度了解可能なもので、統合失調症のみならずさまざまな病態であらわれる。

二次妄想は無数にある。たとえばうつ病のときは、貧困妄想や微小妄想、心気《しんき》妄想などがよくあらわれるし、アルコール精神病のときは、嫉妬《しっと》妄想をともなうことがある。

すこし説明すると嫉妬妄想は、配偶者やパートナーが浮気をしているというもので、心気妄想は、自分が死に至る重大な病気にかかっていると確信することである。微小妄想は、自分は何の値打ちもないまったくダメな人間だと心底信じていることである。

そして、貧困妄想とは、もう貧乏になってしまったから生きていけないというもので、お子さんたちが「貯金2000万円あるでしょ！」と言っても、「あれは、おろせなくなったんだ」などと言う。

ぼくが経験した、うつ病者の貧困妄想の症例は、全員高齢者だったが、考えてみれば若者は、ほとんど、もともと貧しいからかな！

それはさておき、それじゃあ、二次じゃなくて一次妄想とはどんなものかというと……。完全に了解不能で、次の3項目が挙げられる。

1 妄想気分

突然、不気味な感じがして、激しい不安や焦燥《しょうそう》に襲われる。周囲に何事かが起きているという切迫感とともに「世界が破滅するんじゃないか、地球が爆発して終わるんじゃないか」などと考える。世界没落体験とも言う。

2　妄想知覚

知覚したものに、「了解不能の意味」づけがなされるものである。

ふと振り向いて、ある男を見たとたん、「その男はスパイで自分を殺そうとやってきた」などと瞬間に思うことなどである。

3　妄想着想

「まったく根拠なく突然に、自分は宗教的あるいは政治的使命をもっている、特殊な能力がある、迫害されている、あるいは愛されているなどというような、一般的には蓋然性が低いと判断される観念を、本人にとって特別な重要性、特別な価値を有する歴然とした事実として確信に満ちて思いつく体験である。」（関由賀子『現代精神医学事典』弘文堂）

これらの一次妄想は、真正妄想とも呼ばれ、障害的には、統合失調症で見られることが多い。

近未来の精神科医療

これからの精神科医療について、ぼくとしては、まず第一に、生物学的精神医学のより一層の進化、発展を望んでいる。

生物学的精神医学とは、障害の首座を脳に求めていくもの（brain science）である。統合失調症や双極性障害（躁うつ病）、誘因のないうつ病や認知症などは、明らかに、脳内になんらかの障害があると思われる。

現在も世界中の研究者が昼夜を問わず、精力的に研究しているが、本当に頭の下がる思いでいっぱいである。

ぜひ、さまざまな研究が実を結び、そこから創薬され、多くの苦しんでおられるクライエントに恩恵が行きわたるように祈っている。

一方、より心理的要素が強い障害に対しても、粘り強い、長期の精神療法が可能になるような診療報酬が望まれよう。認知行動療法しかり森田療法しかり。

精神科訪問看護も充実していくのだろう。それはそれで、素晴らしいことだが、一部にあまりに軽症の若年者へのアプローチが過熱ぎみの例も散見され、かえってクライエントの自立を阻《はば》む危険性もあるのではないか。

やはり主治医と緊密に（書面だけの形式的なものだけではなく）連携して、治療方針と看護方針の絶え間ない擦り合わせが必要不可欠と最近強く感じている。

公認心理師については、当初期待したほどの臨床現場への参入がなされていないのがいまの現状であるが、臨床心理士の精神科医療にとっての重要性は、ぼくは昔から揺るぎないものと信じてきたから、優秀なこれからの心理の専門家に大いに期待したい。

精神科リハビリ、デイケア、就労支援、まだまだたくさんの部門があり、最近は他職種連携の重要性が指摘されているが、残念ながら、それらの未来について語れるほどの経験や知識が、ぼくにはないので、このあたりで筆を置きたいと思う。

「日内変動」という精神症状

前にも述べたが、うつ病の本質をひとことでと言われたら、「波」と答えるだろう。波だから、寄せてきたら、引くのを待てばよい。うつは治《なお》すのではなく引いていく、抜けていくのを待つんだ。

早く治してほしい、早く早くというクライエントによく話すことばでもある。

それじゃ、薬はなんのためにあるのだろう。それはね、うつの深さを浅くし、長さを短くするためにあるんだ。

波というと、落ちこみとうつの違いを説明するときにも使う。

たとえば失恋したとする。失恋直後、一日でいつがつらいですかと問えば、「一日中に決まってるだろ」と返しが来るだろう。

ところが、1ヵ月くらいして、「もう、あんな女のことはどうでもいいが、とにかく朝、死にたくなって、夕方から深夜になると落ち着くんだ」となってくると、うつのいわゆる症状の日内《にちない》変動という精神症状になる。

もちろん、朝は比較的元気だが、夜になると寂しさや孤独感と相まってつらくなるというのも「日内変動」だ。

この場合は、失恋を誘因とした、うつ病の発症と見る。

日内変動の有無は、うつ病の診断に、とても重要な点のひとつである。

躁状態のとき

ぼくたちが経験する精神症状で、最も頻度が高いのは、うつ症状であろう。うつの反対は、躁である。

双極I型障害で見られることが多い激しい躁状態のときは、多弁、多動となり、次々といろんな考えが浮かんでくる観念奔逸《ほんいつ》も見られる。「食べなくとも平気」「寝なくても平気」となることもある。

ここで最も重要なことは、病識が乏《とぼ》しくなってくることである。うつのときは、いちばんはじめに本人が気分の落ちこみに気づくのだが、躁のときに、「気分が高揚して普段より上がっていますね。心配です」とクライエントに言うと、こう返される。

「いえ、いまが普通なんです。これまでの自分のほうが、おかしかったんです」と。

双極Ⅱ型障害で見られることが多い軽躁のときは、わずかに病感があることもあるが……。だから、「いま、絶好調でハイだから、躁でしょうか」と問われると、「大丈夫です」となり、クライエントもぼくも安心する。


躁状態の本質は、抑制が緩《ゆる》むことであろう。だから、買いたいのに我慢していた高級腕時計を多額の借金をして購入したり（社会的逸脱行為につながる）、性欲にまかせた行為（性的逸脱行為につながる）をしたりする危険性がある。

だから、明らかな躁状態の場合は、入院治療が好ましいだろう。

クライエントを守るために。

ぼくが、あえて介入しないこと

クリニックには、さまざまな悩みや迷いをかかえて多くのクライエントがお越しになる。

迷いの相談にのることもある。たとえば進路をどうするか、就職か専門学校かなどである。状態がすでにうつの領域に入っていたならば、治療を優先して、症状が緩和もしくは寛解《かんかい》のあとに、あくまでも自分で決断するように促す。これは当然のことであるが、症状が軽く、適応障害のレベルの方で、ぼくにどちらがいいか決めてほしい旨の考えの人も多い。

本人に判断能力、決断能力が十分ある場合は、ぼくは次のように言う。

偶然、ここできみと出会って、そしていつ別れるかもしれない、ぼくがきみの進路について、意見を述べることはできないんだ。

だって、ぼくはきみの親でも兄弟でもないもの。どうしてもって言われて話しちゃうと、そう、ぼくの価値観、人生観を語ることになるからね。これは、就職や、結婚、離婚、再婚などについても同じなんだ。

きみの親族のように、おそらく一生そばにいて、きみとかかわることは、ぼくにはできないからね。

結局、判断能力があるきみが、考えて、考えて、最終的に、決めるんだ。

だって、きみの人生の運転手は、きみなんだから！

いわゆる「フラッシュバック」について

ＰＴＳＤ（心的外傷後ストレス障害）は、命にかかわるような苛酷な状況を経験して、１ヵ月以上経過したあと、さまざまな症状があらわれ、仕事や家事に支障をきたすようになるものである。

最近は、ストレスフルな出来事（戦争やレイプなど）の拡大解釈が見られ、新入社員が上司にきつめに注意されて、そのことを考えると、上司の嫌な顔が浮かんでくるから「フラッシュバックです」とクリニックに駆けこんでくるクライエントは珍しくない。

フラッシュバックは、ＰＴＳＤの代表的な症状のひとつだが、正確には、想起しようと思わずとも突然に、その光景や音声が出てきて、苦しむことを言う。そのために出勤できなくなったりする。

悪夢もしかりで、布団の中で眠りに落ちる瞬間まで、その上司を呪《のろ》っていれば、そりゃ、夢にも出てくるだろう。

そうじゃなくて、好きな女優さんのことだけを想いながら寝ついたが、例の一件以来、夜中に何回も上司にまつわる嫌な夢で中途覚醒が続くなら、これはPTSDの代表的な症状だろう。

PTSDには、もちろん解離や強い希死念慮をともなう症例もあり、総じて論ずることはできず、ぼくの臨床経験や技量にも限界があるため、大学病院の精神科や、クライエントが希望する精神科医や心理療法家に紹介することも稀ではない。

一方、継続して治療を希望する方には、次のように言う。

フラッシュバックは、その瞬間はつらく、ときには耐えがたく自傷への誘惑に駆られることもあるかもしれない。

しかし、フラッシュバックは、マグマが噴き出すように、あなたの無意識に抑圧されていたストレス源が吐き出されたようなもので、結果的には、フラッシュバックを繰り返しながら回復へ向かっていくのではないか。

フラッシュバックをそう考えてみると、少し楽になるのではないかな。

アサーティブな関係

医療者の多くは、ぼくを含めて、我慢強く話を聴くほうだろう。ぐっとくるようなことがあっても、耐えて、粘り強くクライエントをフォローしていく。こらえて必死で耐えながら……。

そして、ある一線を越えると、大爆発！「もう我慢できません」で、やっちゃう。この時点でクライエントとの関係性は壊れる。

そうかといって、はじめから大反論したら、すぐ決裂だ！

それも、できることなら、避けたいね。

それでは、どういう道があるのだろうか。

このところ注目されているものに、アサーティブな関係がある。臨床心理士さんがセッションを組み、ステップを踏みながら学んでいくのだが。わかりやすく言うと、次のようになろう。

全部我慢して、相手の意見を受け入れるのではなく、自分の主張も小出しにしていく。自分が少し主張したから、相手もすこしは本音を吐いてもよしとしよう。すこしずつの本音のやりとりから、落としどころを探っていくんだ。

そうすると、はじめから大げんかになることもないだろう。

一方が我慢しっぱなしということでもないから、耐えた末の大爆発も回避できる。

はじめっからうまくいくとは限らないが、こういうアサーティブな関係が意識されていれば、実践の練習を経れば、すこしずつ、うまくやれるようになるだろう！

かくいう、ぼくも毎日、精神科臨床で、意識しながら診療しているんだ。

青年期の方へ必ず話すこと

ぼくは、中学生以上を診ている。おおむね13歳からだろうか。小学生は、児童精神医学の正式な教育を受けていないからお断りして、近隣の専門家を紹介する。

ご存じの方も多いと思うが、15歳から35歳くらいを青年期と呼び、この時期はモラトリアム（執行猶予）の時期である。

たいがいのことが「まだ、若いんだから」で許される。

この期間の発達課題は、専門的に言うと、職業アイデンティティ（どのような職業で社会に参加していくか）と、配偶者アイデンティティの模索と確立である。自分は、なにで社会にたっていくか、誰と生涯をともにするかなど悩むことになる。

うつであれ、適応障害であれ、この時期の方々の診察のエンディングで、ぼくは必ず次のように言う。

「悩んだら、わたしには悩む力があるんだと思いなさい！」「迷ったら、優柔不断じゃなくて、わたしには可能性があるんだと思いなさい」と。

クライエントは、ゆっくり、うなずく。

そして、付き添いで来ている親御さんたちも、ゆっくりうなずく。

診察室の座席

診察室の座席は、クライエントはぼくの右横の椅子に座ることになっている。

向き合うんじゃないんだと思われた方も多いかもしれないが、向き合うと、まず瞳を直視することになり、視線をいつ外すか躊躇《ちゅうちょ》することになる。さらにいきなり面と向かうのは、緊張を高めることもあろう。

そこで、直角にお互いが座れば、必要なときだけ視線を合わせればいいから、よりリラックスできるんだ。

やっぱりさ、ケンカするときは、さしで対面だね。そして、そのひとと、より仲よくなりたかったら、そのひとが右利きなら、right side へ、サウスポーなら、left side へ座るといいんだって。

このくだりを話すときは最後に必ず付け加えることばがある。

「悪用しないでね」って。

たまに、イケメン研修医が、私生活で使って大成功だったということを聞いたことがあるから。

ちなみに、この座り方については、大学の保健管理センターでご一緒させていただいた、いまやロールシャッハ研究の第一人者である心理学者から、当時教えていただいたものなんだ。

これは、きわめて有効で、クライエントにも大好評だ。

精神科は相性が半分

精神科以外はオルガン（臓器）がメインで、それを中心に話が進んでいく。手術するかしないか、するとしたら術式は、しないとしたら薬か放射線かなど。

精神科は、もちろんオルガンはブレイン（脳）だけれども、もっぱらことばとことばのやりとり、いわゆる「ことばのキャッチボール」で進行していく。

レントゲン写真やＣＴあるいはＭＲＩ、はたまた血液生化学検査の結果が主役となることは、他科より圧倒的に少ない。

話は当然、相手の顔、瞳などを見ながらすることになる。はじめて精神科医を見たときの第一印象も重要である。その医師の背後に過去に出逢った素敵なひとのイメージが彷彿《ほうふつ》としたりすればいいのだが、その反対の可能性も十分あり得る。

そもそも、嫌いなひと、言い方を少しマイルドにすると、あまり温《あたた》かいイメージを抱けないひとの前で、クライエントは悩みを語り、涙することができるものだろうか。

答えは否である。

心底つらい体験や恥《は》ずかしい思いを赤裸々に語るのは、少なくとも陰性転移（クライエントが治療者にネガティブな感情を向ける）状況では不可能であろう。できれば、陽性転移がほしい。

だから、ぼくは精神科・心療内科は相性が半分だと思っている。

ぼくは、じっくり、詳しく、しつこく、問診するほうだ。友人の外科を経験してきた精神科医は、さっぱり、あっさり系の診察で、これが意外とファンが多いんだな。

まさに、相性！

転医の申し出も珍しくないが、そのクライエントがそうしてみたいというのだから、快く対応している。

幻覚が見られるとき

精神症状の代表的なものに、妄想とともに幻覚がある。

幻覚は、「対象なき知覚」であり、実際に聴こえ、視《み》え、においを嗅《か》ぎ、触感を感じ、味わうが（五感）、実在しないものである。

幻聴は、統合失調症をはじめとするさまざまな障害で見られる。統合失調症での幻聴の特徴は、自身に関連づけられる形が多いということか。

たとえば、ただ音がするというのではなく声が多いし、その声も、2〜3人のひとが自分に関すること、多くは悪口を言い合っているのが聞こえてくるなどというものである。

さらには、最も危険な形は、「命令幻声」（ああしろ、こうしろと命令調の聞こえないはずの声が聞こえる）といって、「赤信号を無視して突っこめ」とか「誰それを殴れ」などと聞こえてくるものである。

幻視は、アルコール依存症の振戦《しんせん》せん妄のときに、小動物視がよく知られている。自分の体の足のほうから、蟻《あり》が這ってくるなどというものである。

もちろん統合失調症の場合もよくあらわれるが、幻聴と同じく、自己と関連づけられたものが多い。すなわち、黒い人影が見えるが、自分をつけてきたり、ぱっと振り向くと、物陰に隠れたりなど……。

意識混濁下の脳器質性障害（脳梗塞や出血など）にともなう、いわゆるせん妄（急に、時間や場所がわからなくなったり、注意力が低下したりする精神機能の障害）では、その見えるものに動きは少なく、さながら総天然色の写真のように見えることがある。

それから、変わったものとして、自己像幻視がある。願望充足タイプの幻視で、転換性障害（ヒステリー）で見られる。ぼくが大学病院にいたころ、入院しているある若い女性患者が、自分が見えるというので、スケッチブックに描いてもらったことがある。そこには、川のなかで溺《おぼ》れかけている自己が描かれており、「苦しいから、助けてほしい」という非言語的メッセージが託されていた。

若いぼくには、彼女を十分サポートできていなかったと判断して、先輩医師にすぐ相談したことを、いまも鮮明に憶えている。

幻嗅、幻味《げんみ》は、統合失調症では、被害関係妄想とともにあらわれることが多い。「わたしを殺そうとしている。この食事は毒がはいっている、味でわかる、においでわかる」など。

体感幻覚は、幻触ともリンクするが、奇妙な体感を訴えるものである。「脳に石が詰まっている、実際の感覚でわかるから、CTを撮ってほしい」「腹のなかで魚が泳いでいる。手術で取ってほしい」などと言い、臨床場面で遭遇する。統合失調症やうつ病、さまざまな脳器質障害で見られる。

支持的精神療法の出番

さまざまなライフイベントに遭遇して不安定になる方は、多くは適応障害と診断され、一定以上の症状の強さでより重症となると、うつ病と診断される。薬物療法と双璧をなす治療は精神療法で、うつの場合まず支持的精神療法が推奨されている。

支持的精神療法は、次の3要素からなる。

1　全面受容

とにかく傾聴する。クライエントの語りをさえぎらないで聴く。一生懸命聴いていると、ぼくの脳裏に、そこはそうじゃないんじゃないかとか、ぼくの経験ではそんなときは、こんなふうにして乗り越えたとか、さまざまな思いが浮かんでくるが、それを言っちゃあおしまいだ。とにかく、ひとしきり、クライエントに語っていただく時間が大事だ。これまでの経験上、15分以上語り続ける方は稀で、仮にそのようなクライエントがいらっしゃれば、それはそれで、診断的に意味はあろう。そして、ひとしきり語り終えて、静寂がおとずれたときには、共感のステージに移る。

2　共感

さぞかしおつらかったでしょうね、たいへんでしたね、苦しかったですね、よくわかりますよ、がんばったんですね、などのことばを添えて、共感する。そのあとは支持だ。

3　支持

今日はつらいことを話してくれてありがとう。きみのことがよくわかったよ。これからは、ぼくが主治医だから、つらいときは今回のように話してね。きみのことをこころから応援するし、きみが一日でも早くよくなるように、がんばるから。今日は、本当にありがとう。

支持的精神療法は、人生のあらゆるシーンで使えるもので、良好な人間関係を保つために知っておいて損はない！

ぼくの理想の診療

臨床心理士さんによるカウンセリングは、50分が一般的だろうか。当クリニックではそうなっている。一方、精神科診療は、落ち着いていれば数分の会話とそのあとの処方箋書きが稀ではない。

昔、後輩がにこにこしながらエピソードを披露してくれたことがある。

クライエントに「いつも、数分の診療時間で本当に申しわけない。さいわい今日は、空いていていてたっぷり時間があるから、ゆっくり話し合おうじゃないか」って言ったそうだ。「冗談でしょ。先生と数十分なんか話すネタはありませんよ。さっさと処方箋書いて、わたしを解放してくださいよ」と言われたという。

さもありなん、後輩とぼくは、その話で大盛り上がり。大爆笑だったが……。

しかし、精神科医はクライエントの性格、生活状況や経済状況および家族背景も含めて、もちろん精神症状がいちばん重要ではあるが、初診時だけではなく、毎回、それらの変化の有無についても確認し語り合いたいと強く思っている。本当はね。

でも、いわゆる採算がそれを許さない。

じゃ、自由診療かというと、それも、地方ではかなり困難だ。

やはり、保険診療のなかで、じっくり、ゆっくり、豊かな気持ちで、クライエントと対《たい》峙《じ》したい。

はたして、いつごろそんなことが、実現するんだろう。

ばたばたした診療が終わったクリニックの診察室で、スタッフが用意してくれたお茶を飲みながら、ぼくはぼんやり考える。

NOTE3

性格をめぐるつきない悩み

慄《おのの》きながら、不安なまま行こう

ぼくは、いくつになっても不安が取れない。
じたばた、ひやひや、くよくよの連続だ。
経験は積んでいるはずなのだが……。

しかし、考えてみると、年齢を重ねているといっても、いまの年は、ぼくにとっては、もちろん初体験なのだから、初体験や初出場は緊張して当たり前！　びくびく、はらはらで当然なんだって思うと、肩からすっと力みが消える。

ここは、ひとつ森田療法的考え方を、ありがたく使わせていただいて、「慄《おのの》きながら、不安なまま行こう」。
そろり、そろりと歩んでいけば、見える風景も変わってくるし、風景が変われば、気分が変わるかもしれない。

気分は変わらなくても、前に進んだことは事実だから、そこでいくばくかの自己肯定感が得られるだろう。自己肯定感は、自尊心の種だから……。

不安や緊張を取ってから行こう、進もうと考えると、なぜ不安になるのかに焦点を当てて考えることになる。意識と関心を不安に集中させるから、不安は倍増していく。もちろん、そういうふうに精神分析的に考えていく志向性がある。それで楽になり、洞察を経て、第一歩を踏み出せる方は、それでいいのだろう。

ぼくは、分析しはじめると限りなくなり、不安がかえって高まるほうなんだ。だから、ぼくは「慄きながら、不安なまま行こう」。

ぼくが社交不安障害でなかったなら

ぼくが社交不安障害でなかったなら……時々そんなことを考えることがある。

とにかく英語が好きだったから通訳に……少年のころ、頭をよぎったこともあるが、しゃべるのに難があるから、すぐ選択肢から抜けた。

一度悲観的になると次々である。おもしろいのは、教師である。入学式や卒業式で、生徒の名前を、ひとりずつ、よどみなく、読みあげる。

ぼくにはとくに出にくい言葉があったから、これは、その場を想像するだけで、無理、無理となったっけ。

あとは、アナウンサーもダメだなあ。

弁護士も、よどみなく、悠然かつ滔々《とうとう》と話すからなー。

セールスマン、もってのほか。

マニュアルどおりの接客を要求される職業も、ダメだな。

じゃ、その当時SSRIがあって、社交不安障害の厳しい症状が、魔法を使ったように消えたら……先ほど書いたようなさまざまな職業に就《つ》いていたらと考えると……。

いやあ、やっぱり精神科医でよかったって、いつも、しみじみ思うんだ。

人生って、不思議だね。

社交不安障害をとおして、不安、悔しさ、落ちこみ、落胆、恥《は》ずかしさをいやというほど実感してきたからこそ、さまざまな精神の病《やまい》で苦しんでいるクライエントに、すこしでもやさしく寄り添えるのかもしれない。

劣等感が生まれたら

ぼくは、いくら練習してもギターがうまく弾けない。大学時代、同級生と競って練習したが差はどんどん開くばかり。指先はまず赤く腫《は》れ、一部から出血して、ほどなく胼胝《たこ》になる。とにかく、無我夢中でやりました。これ以上は無理というところまでやったさ。

だからかなあ。ギターについては、劣等感は湧かず、名ギタリスト、たとえばジェフ・ベック、これがまた、ぼくは大好きなんだが。

彼を尊敬しているんだ。

まあ、嫉妬《しっと》と似て、完璧に差がつくと劣等感をひきおこす対象にもならないのかもしれない。

それより、じゃあ、このぼくが、勝負できることは、ないかと考えてみる。

たとえば、文章書くとかさ。

つまり、劣等感らしきものが、あらわれはじめたら、とことんやってみる、あらゆる角度から検討してみる。

そして、さあどうする！　さらに追い求めるか、対象をほかに変えるか……決める！　変えたら、レッツゴー！

劣等感に浸る時間とエネルギーがもったいないから！

ぼくは強迫性格か

ぼくは、完全主義で徹底的な性格だろう。性格傾向としては、強迫性格か。

なにしろ、とことんやっちゃう。いや、やらないと気がすまないのだ。

人前では、堂々と凜々《りり》しく話したい、そう、話さなければいけないし、そうでないと耐えられない。

完璧は悪いことじゃないから、仕事なんかに向けられると、まずまず成功する。確認も何回もするから（ぼくは、3回までの確認行為は正常とみなしている）、鍵やガス栓の閉め忘れは、皆無《かいむ》！

また、ぼくの愛車はもう14年落ちだから、ライト消し忘れアラームはついてないから、バッテリーあがりがいちばん怖い。だから必ず、確認、確認。強迫的に3回まですることもあるが、意に介さない。

だって、ちゃんと社会的活動即《すなわ》ち、仕事はできているから。

一方、完全主義を人間関係や自分のからだとこころの状態に向けると、これが苦しい。ぼくは青年期にこれをやったからたいへんだった。一点の曇りもない友情とか、永遠に続く愛とか、完璧な心身の状態を追い求めて、とても苦しかった。この方面については、まあまあでいいんだ。

完璧を求めるとお相手も、苦しくなって、逃げちゃうんだ。

こころのなかを顕微鏡で覗《のぞ》いて、まだ不安があるなんて言っちゃいけない。

からだのわずかな不具合（軽い胃痛、背中の張り、軽いめまいなど）で医者にかかっても、重大な病を見逃したんじゃないかと疑い、すぐドクターショッピングしちゃいけない。

そのときは、6ヵ月してもおさまらなければ、同じ医者にかかることをおすすめする。

もし、その医師も不安になったら、信頼すべき専門家に紹介してくれるだろう。

とにかく、強迫性を発揮すべき分野と、そうではない分野があることを、ぜひ覚えておいてほしい。

もしもピアノが弾けたなら

ぼくは、小学校のころ、バイオリンを習っていた。たしか自営業のおじさんの息子、つまりは少し年上のいとこが、習っていたので感化されたのだ。

けっして安くはない楽器を両親は嫌な顔ひとつせず買ってくれたことには、いまもとても感謝している。ありがとう!

先生は大学の教育学部音楽専攻の女性だった。

このひとがとてもまじめな方で、ちょっと練習をさぼっていったりすると、怒るんだ。

こちらも、学校のテストや宿題もやらなくてはいけないから……さあどうするんだと言う。きちんとバイオリンの練習をやり続けるのか、そうでないならやめるのか、なんて。そんなこんなで、ぼくは学校の勉強がいちばん大切！（当たり前です。音大に入るんじゃないから）と決めて、バイオリンをやめてしまったんだ。

あのときやさしく、遊びでもいいから、音楽を続けたほうがいい、将来、必ず豊かな人間になれるからね、なんてアドバイスしてくれたら、やめずにすんだと思う。

そして、自分の表現手段がひとつ増えていたと、強く思う。かえすがえすも残念である。

バイオリンが弾けたなら、ぼくの人生はいまと違ったものになったのではないかなんて、ずっと本気で考えている。

ぼくの表現手段は、ただひとつだけ！

ただ、書いて、書いて、書きまくることだ。

最近は、幼少時からピアノを習うことが当たり前のようになっているが、趣味の欄に、ピアノ演奏と書いてあるクライエントに接すると、たまらなく羨《うらや》ましくなる。

「音楽で自分を表現できていいね」と言うと、当の本人はそっけなくつぶやく。

「そうですかあ」と。

もしもピアノが弾けたなら……。

ぼくのターニングポイント

これまでの人生を振り返って、ぼくのターニングポイントはと考えると、やはり2年間の仙台での浪人生活が挙げられよう。

とにかく、とことん自己と対峙《たいじ》して、自分に合った勉強法を極《きわ》めることができた。

もちろん素晴らしい参考書を紹介してくれた高校の同級生で、仙台で一緒に浪人した彼のお蔭なんだが、それはほんの数冊で、つまり紹介してくれた、いわゆる「ぼくに合う本」を発端にして、「合う本が見つかれば、ぼくは、かなりまでいける、このぼくでも理解することが可能なんだ。ぼくはバカじゃなかったんだ」と心底理解することができたことは、大発見だった。

中学や高校、はては名物教師がおもしろおかしく教えてくれる予備校でも、授業中に理解することは、ぼくには、どうしてもできなかった。

でも、それぞれに勉強法があるんだということに気づいた。

高校のころ、学年でいちばんの秀才、いや天才だろう彼のことばも忘れられず苦しんでいた。

「なぜ上月くんは、ぼくに参考書のこと、そんなにしつこく聞くの。勉強は、授業中にするもんでしょう！　じっと集中してさ」

でも、ぼくは集中してもわかんなかったんだよ。

やはり、勉強法もひとそれぞれなんだね。

でも、医学部に入ってからも、その勉強スタイルを貫いたから、高くついたなあ。

医学書およびその参考書の値段は、べらぼうに、高いんだもの！

留学という大経験

ぼくは、文部省（現文部科学省）在外研究員として、メルボルン大学オースチン病院青年期部門に留学し、帰路ハーバード大学やミシガン州立大学の保健管理センターを見学してきた。

ぼくにとって海外は、新婚旅行以来であり、この経験が、とてもよかった。

なにがどうよかったかというと、すべてがよかった。

まず、オーストラリアの人々がフレンドリーでオープンマインド。英語があまりうまくないぼくたちにも、きわめてやさしく接してくれた。まあ移民の国だから、慣れているんだね。

あとは、雄大な自然が抜群!

ぼくは海が大好きなのだが、グレートオーシャンロードやサーファーズパラダイス、グレートバリアリーフやフィリップアイランドなど、まさに、世界一級の大自然のオンパレード。

さらには、その当時は生活に必要なもの、たとえば水、電気、食料品、そして酒! などがものすごく安かった。ぼくの大好物、スパークリングワインのフルボトルがなんと300円くらいだった。まさに天国である。

それじゃ、きみは、勉強はちゃんとしたんだろうなという問いには、残念ながら、首うなだれて、沈黙を貫くしかない。

しかし、オーストラリアの国民性に十分触れることができて、本当によかったと思っている。旅行じゃなくて住んだのだから、さまざまな苦労ももちろんいっぱいしたのだが、ぼくの人生観（とくに自由と平等、自己責任についての考え方）が完全に変わるくらいの、大経験をさせていただいた。

いまでも、いつもやさしく接してくださった指導教授やその奥さまの穏《おだ》やかでジェントルな笑顔が彷彿《ほうふつ》とする。

本当に感謝しています。

一日のなかに四季がある

ぼくが留学したメルボルンは、美しいガーデンシティだが、天気がとても変わりやすく、「一日のなかに四季がある」と言われている。

すなわち、真昼に高温になったところで、急にシャワーと呼ばれる雨が降る、そして夜はことのほか冷えたりするんだ。

人生にも四季があるのは、もちろんで、このぼくも、もう、晩秋かなあ。嫌だけど、これぱっかりはしょうがないね。


一日、一日の積み重ねが一年になり、またその積み重ねが人生になる。

この貴重な一日に四季があると考えると、メリハリがついてくる。

さしずめ、希望の朝日をあびて起き出して、いつもの仕事にとりかかって少しエンジンがかかってくる午前中が、春かな。

そして、太陽の日差しが強くなり気温も上がる時間が、夏。

それが過ぎて、やや夕暮れが近くなる、秋。

夜になり気温も下がって、おやすみなさいタイムが、冬だろうか。


一日を春夏秋冬と意識すると、一日がリズミックになってくる。

そして、「また、あの平凡なマンネリチックな毎日か、やだなあ」なんていう考えを、少しでも押しとどめる力になるんだ。

とくに、休み明けの月曜日の朝、それはいまなんだが、そう考えて、この原稿を書いている。

さあ、今日の夏はどんなだろう、秋は、冬は、なんてね。

ぼくは本でできている。

ぼくは、少年のころからさまざまな自己啓発本や名言集を読んできた。なぜかって、それは、ぼくがとくに弱い頼りない人間だったから。ときには、力強いことばたちに、後押しされなくちゃあ自分は前に進めなかったから。

読んだよ、読みこんだよ。何度も、何回も。

そうしていまはね、困難に遭遇すると、これまで読んだ書籍たちの扉が開いてさ、助け舟のことばや格言、つまりアフォリズム（箴言《しんげん》）が出てくるんだ。

いつも、いつもさ。そうやって、いつもぼくを助けてくれるんだ。

本じゃなくて、自分で考えたらって言うひともいて、ぼくも一時は、そうだよなあなんて思って、悩んだこともあったけど、もうそんなのどうでもよくなったんだ。

方法は、どうでもいい。

とにかく前に進もう。前へ、前に、一歩ずつ、毎日ね。
ステップ・バイ・ステップ、デイ・バイ・デイ。
進んでいれば見えてくるものが必ずある！
もちろん、修正、変更、検討も大ありだ。
むしろそれらのほうがはるかに多いし、そのほうが、人生はより美しく輝いてくる。
いま、つくづく、しみじみ思う。
ぼくは、いままで読んだ本でできていると。

恐るべし、太宰！

読書は、小学生のころから大好きだった。

お決まりのウォルト・ディズニーの伝記を読んで読書感想文を書き、佳作になった懐かしい思い出がある。中学生になると両親に日本文学全集をねだり、芥川龍之介《あくたがわりゅうのすけ》や太宰治《だざいおさむ》を読み耽《ふけ》った。高校生になると、世界文学全集へと移り、スタンダールの『赤と黒』が愛読書だった。

とくにはまったのが、忘れもしない太宰治の『人間失格』である。あれは衝撃だった。前半を読みはじめた途端にもう、ぼくは主人公の葉造《ようぞう》と自分を同一視して、完全に太宰ワールドに引きこまれた。

恐るべし、太宰！　青春時代に一度はかかるという太宰病にぼくも罹患《りかん》し、しかもいま振り返ればかなり重症だった。

そのあとは、東海林《しょうじ》さだおである。

彼は漫画も一流、エッセイ、文章も一流の両刀使い！　まさに天才であろう。

とくにエッセイは、日常の他愛もないことがらについて、詳細に繊細に記していく。だからあまりにいじましすぎると評するひとが存在することは、先刻承知しているが、そこが、同じようにいじましいぼくのこころの琴線《きんせん》に、ずばりと触れて、それこそ震えがくるほどうれしいんだ。

「そう、そこ。それ、そこなんだよ」の心理世界に限りなく入っていく。

これが楽しい。心地よい。ずうっと東海林ワールドに浸っていたい。ずうっと。

爆発的メガヒットは、みなさんご存じの週刊朝日に連載されていた「あれも食いたいこれも食いたい」をまとめた、丸かじりシリーズである。

ぼくはすべて持っている。文庫本も。文庫本には、あとがきに各界の著名なさだおフリークの方々の素晴らしい文章が載るので、それを読むために買うのだ。

初期のエッセイの、一流ホテルの回転ドアや、ホテル内のレストランや寿司屋で馬鹿にされる話や、フレンチのコース料理でボーイがソースをかける前に食べちゃった話などには、それこそ何回も、腹を抱えて笑い転げた。

それは、このいじましくも小心なぼくも同じ体験をしていたので。だからよけいに凄《すご》い、こういうことを文章にしていいんだ、まさにわが意を得たり感がひしひしと湧いてきたので、さらにはまった！


日常のさまざまなことを、クライエントと語り合う。そのとき膨大《ぼうだい》な東海林ワールドのなかから、ささいな日常についての考えやことばを、借用させていただくことが多い。

ときに、くすりと笑みがこぼれ、おもしろいですねなどの反応があり、そのときはぐっとクライエントとの距離が近くなり、ラポール（信頼関係）が良好になったと実感する。

毎日がスリルとサスペンス

読書してますというクライエントに、どんなジャンルですかと問うと、かなりの方が、推理小説を挙げられる。

大ベストセラーを連発されている有名な推理作家もおられる。殺人事件がまず起き、その後に探偵や警部によるさまざまな推理が始まる。たいてい、大方の予想を裏切る大どんでん返しが待っている。

まさに手に汗握るスリルとサスペンスの時間と世界がそこにはある。

お好きな方は、その世界に十分浸って、まさに非日常を堪能《たんのう》するのだろう。

一方、ぼくはというと、このスリルとサスペンスがからっきしダメなんだ。

なにしろ、日常が、この精神科臨床《りんしょう》が、まさにスリルとサスペンスの連続だから。

副作用は大丈夫か。

自殺されないか。
大暴れして警察に保護されていないか。
診断に誤りはなかったか。
鑑別診断や検査は十分にやったか。
興奮したクライエントがクリニックにやってこないか。やってきたらどうしよう。
……など、毎日がスリルとサスペンスなんだもの。
だから、読書のジャンルは、自己啓発と、ラブコメディが圧倒的に多い。
テレビドラマも、もちろん、ラブコメディね！

脳裏に浮かぶ初一念

なになにしたい、ああしたい、こうしたいなど、ふと脳裏に浮かんでくることがある。

そのあと、そんなのできない、できるはずもない、無理無理などと怒濤《どとう》のごとくネガティブな初二念、三念、はては百念が浮かんできて、最初に思い立った初一念《しょいちねん》を潰《つぶ》してしまう。

初一念は禅に由来することばで、森田療法でもその重要性が指摘されている。

まず、建設的な考えが浮かんだことを喜ぼう。ありがたがろう。

これは、貴重なことだ。ぼくの脳には、明らかにそうしたいという願望が芽生えているのだ。

それにすがって、努力してみよう。

行動してみよう。

無視したり、どうせ、やっぱりで初一念を否定するんじゃなく、大事に育ててみよう。

はげましや支えの肥料をあげながら……。

さあ、きみのこころに耳を澄ませば、聞こえてくるだろう。きみの初一念が。

たとえ小さな声でも、ささやかな願いでも、それはきみのものだし、きみの精神内界からの、まぎれもない真実のささやきなんだ。

そして、step by step　day by day——たゆみなく、進んでいこう！

完全朝型人間

ぼくは、完全朝型人間だ。もう10年以上になる。夏のある夜、飲みすぎてエアコンを消したリビングのソファーで寝てしまって、汗だくだったので、早朝に風呂に入ったら、そのあまりの気持ちよさに病《や》みつきになってしまったんだ。

5時半に起きて、ひげをそってから、風呂に入る。歯磨きやフロスも入浴したまますませる。

そのあとデスクに座り、一日のスケジュールの確認をして、6時半には家を出る。朝ごはんを抜いて水分だけというのが、定着しちゃった。

朝のよさは何だろうか。静謐《せいひつ》、どこからも連絡が入らない貴重なとき、そして、今日をどうデザインするかが、すべて朝のぼくに委《ゆだ》ねられているという、自己統御感（sense of mastery）を、まさに実感することができるからかなあ！

もちろん、休日も同じパターンで生活している。

とにかく、早起きすれば、時間を多くとれる。
遅く起きて、バタバタする必要もない。
きれいな朝日が見られる日も、多い。
朝日は、ぼくのすべてを浄化するような感覚にとらわれる。
朝がいちばんクリエーション、想像力が湧くという研究結果もあるらしい。

弱点は、ただひとつ！
夜寝るのが極端に、早くなる日が出てくることだろう。
何時かって？　あきれられるから、ここでは言えない。
まあ、ほとんどのテレビドラマが見られないくらい早いとだけ言っておこう。

声とからだのコラボレーション

ぼくは、ほとんど運動しない。
中学、高校、大学とバドミントン部に所属していたこともあった。とくに大学は一期生だから、ぼくがバドミントン同好会をつくったが、2年目にはものすごくうまい後輩が入ってきたので、会長をすぐしりぞくことになった。

それはともかく。とても優秀な小学生や中学生集めて、富士山麓の合宿所でよく受験講習が毎年開かれているが、そのとき、合格鉢巻まいたみんなが、拳《こぶし》突き上げて、「エイエイオー」って、叫ぶでしょう。あれ、あれがなかなか、有効なんだ。


実は、浪人時代、気持ちが萎《な》えてくると、「ぼくには、ぼくの道、医学がある！」なんてこころのなかで歌いながら、実際に拳を突き上げると、不思議と勇気や、やる気が湧いてきたんだ。おそらく運動療法みたいなもので、体温やアドレナリンが上がったからかなと思っている。

なんの歌を歌っていたかって。

それは、フランク・シナトラの「マイ・ウェイ」でしょう。

日本では、布施明《ふせあきら》がカバーしていた。

いまも、そんなくすんだ気持ちになりかかるときは、道を歩きながら、こころのなかで、マイ・ウェイを歌い、軽く拳を振り上げることがある。

声とからだのコラボレーションだ。

もうダメだと思ったら

もうダメ、限界、これ以上は無理なんて気持ちになったら、どうするか！

そんなときは、遠い古い昔、大学受験のための予備校に通っていたころの、ある講師のことばを思い出すんだ。

「苦しくなったらどうする、勉強やめたくなったらどうする、勉強休みたくなったらどうする。

そんなときは、こう考えるんだ！

このまじめなぼくが、そう思ったんだから、受験生の9割はきみと同じように感じて、そこで勉強をやめたり、休んだりするだろう。だから、意地でも、そこで、きみが勉強を続けるだけで、1割に入っていくんだ。

こんなふうに考えて2〜3回、そんな山場を乗りきれば、上位のランクになるのではないかな。少なくとも、こういう見方があるということだけでも、ぜひ覚えていてほしい」

いままさに、この本の原稿を書いていて、ぼくは完全に煮詰まったのだけれど、この考えのおかげで、とにかく前に進んでいる。

文字を入力しているうちに、なんとか、すこしずつ文章ができていくんだ。

一方、筆を止めてしまうと、もうダメだ感が妄想的に膨《ふく》らんで、悪循環となる。

考え方、こころの持ち方と言ってしまえば、それまでだろうが、こころの引き出しにしまっておくだけの価値はあると、ぼくは信じている。

嫉妬とのつきあい方

大学時代は前に書いたとおり、寮生活で苦あり楽あり。

医学部新入生のうち、現役生は2割あまりと記憶している。

ぼくにとって、まずそれが嫉妬の対象になった。

ぼくだって、素晴らしい参考書や問題集を知っていれば、すんなり入れたのに……。また、現役生はまばゆいばかりの若さのオーラで溢《あふ》れ、いつも元気に見えた。

一方、二浪以上のひとたち、もちろんぼくを含めてだが、なかば燃え尽き状態で覇気《はき》がなかった。

そんなこんなで、現役生を見ると、激しい嫉妬心とめまい感があらわれる。ぼくだって、本来は、あんなに輝いていられたのに……じゃあ、どうしたのか。

そんなとき、ぼくと出身高校が同じ現役生が「医学部にすんなりと入るのは、天才かフロック（まぐれ）で、ぼくは高校でもフロックと言われてますよ」などと言うのだ。なるほど、そうか、そういう考えもあるのか。いまにして思えば、悩みがちの、頼りない先輩をおもんぱかって言ってくれたのかもしれないが……。

物事は、さまざまな視点から、大局的に見ることが大切なんだと考えた。

それよりも、圧倒的な差がある相手には、嫉妬心は、湧かないものだ。

本当に超がつくぐらいの秀才で、しかも努力家の弟には、いまだに、ものごころついてから、一度も嫉妬を感じたことはない。

つまり、ある部分だけの比較で嫉妬しているのではないかと考えてみることが一つと、まだまだ嫉妬している相手とは圧倒的な差はついていないことの証拠が、嫉妬心なんだと思ってみることで、「じゃ、努力しようぜ」と前向きになり、そしてもともとまじめなきみだから、一生懸命にやって、進化していくのだろう!

聴かせる話法

ぼくは「声コンプレックス」を持っている。ぼくの声は鼻にこもりがちで、やや高めだから、クライエントに聞き返されることも多い。コロナ禍以降、つねにマスクをしているから、なおさらだ。

クライエントで、澄んで、きれいに通り、さらに低音だからとっても声が素敵な方がいらっしゃる。憧《あこが》れて、うっとりとその声に聞きほれたりするのだが、そういう人は得てして、大きい声で一本調子なのだ。そうすると、反対にうっとうしくなることがある。不思議だけど。

これは、もったいない!

緩急が必要なんだ。落としどころにはズバッとはめなくちゃ。

そんなとき、声がよくて、うらやましいよって言ったあとこんなふうにクライエントに話すんだ。

きみの声はとっても素敵だ。ぼくの声がきみのようだったら、ぼくの人生は変わっていたかもしれない。

せっかくのすてきな美声だから、ひとつアドバイスするよ。

ひとしきり、きみのしゃべり方で話して、ここぞっていうときには、一呼吸おいて、ささやくんだ！

愛のささやき、愛はささやくものって、決まってるよね！

ぼくがそう言ったときは大反響で、感謝、感動の嵐なのだが、次の診察場面では相変わらず、大声で一本調子の話し方のクライエントがほとんどなんだけど。

それが主治医としてはすこしだけ、悲しい。

違う価値観のひと

若いぼくは、唯我《ゆいが》独尊《どくそん》的で傲慢なところもあったのだろうか。自分の思いを貫き通すことに力を注いでいたような気がする。論破！　相手の考えを変えようともがいていた。

それで、友人と衝突したこともあったなあ。

ずいぶん損なこととしてきたものだって、最近、思うんだ。思いや価値観は、それぞれなんだ。違うんだ。違うからこそ、それを知って世界が広がるんだ。そうだよね。

夫婦、親族、友人、とくに近しいひとにほど、同意を求めがちだけど……違うよね。自分の周囲に違う価値観のひとにいてもらわなければ、客観性を保てないし、発展もないよね。

製薬会社のＭＲさんの口ぐせは、「先生のおっしゃるとおりです！」。

なわけないのに、このことばを連発する。

一方、「まったく同意見、１００％の合意は、嘘ついているか、ある目的があるときだ」ということばもある。

成功の秘訣は、さまざまな価値観を持つ、こころざしを同じくする仲間たちを何人集められるかにかかっていると、強く思う。

さて、かくいうぼくには、何人いるのだろうか。

精進、精進。精進あるのみ！

自分を、認め、ほめよう！

一生懸命やってるなら、自分で、自分をほめよう！

うまくいかなくて、嘆いているときも、もう一方では、自分をほめよう！

だって、がんばったんだもの、がんばってきたんだもの。

結果や成績は、それとは別次元のところにあるんだ。

一生懸命１００メートル走って、20秒かかっても、これ以上は走れないくらい、がんばったなら、自分をほめよう。

そうでなく、責めたりすれば、せっかくがんばった自分がかわいそうすぎるだろう。

その果ては、もうどうでもいいやとなり、自己評価のさらなる低下、ひいては自暴自棄になってしまう。

がんばったんだから、結果や成績を問わず、自尊心や自己肯定感を高めるべく、自分で自分をほめよう！

だって、人間にとっていちばん大切なのは、自尊心だから。

自分で自分をほめるのは、タダ。

いっぱい、いっぱい、自分で自分をほめまくろうぜ。

見たい夢を見る方法

「きのう、嫌な夢を見ました」

診察場面では、よくあるクライエントとの話題である。

返すことばがないものかと思案していたら、朝日新聞土曜版に、科学的に「見たい夢を見る方法」がだいぶわかってきているとの記載があり、興味深い。

眠りに落ちる瞬間まで、見たい夢をイメージすることだという。そうすると、そのことが夢に出てくる確率が高まるのだという。

脳科学的な説明はともかく、これは、いい！

昼間つらい思いをしている適応障害の方や、うつでさまざまなネガティブな思考で終日悩んでいるひと、そりゃ、そのまま寝たら、悪夢だろう。

そうじゃなくて、せめて寝床では、好きな女優さんや恋い焦がれている俳優さん、もちろん、ボーイフレンドやガールフレンドでもいいね、その人たちを、強く、強くイメージして眠りにつこうよ！

せめて、せめて眠るときには……。

その新聞記事のコピーを、クライエントに渡して、次のように言う。

ただ、ひとつの注意点は、既婚者には、それぞれ妻や夫をまず、イメージすることと言うのをお忘れなく。

残念ながら、その新聞の発行年月日のところのコピーは、し忘れました。

NOTE4

時間をめぐるつきない悩み

日課表をつくってみよう

うつ病などで、休養が必要で診断書を書き、実際に休みに入るときにクライエントから
される質問で、いちばん多いのは、どういうふうにして休んだらいいのでしょうかという
ものだ。

まじめな方ほど、休み方がわからないとおっしゃる。ぼくもまじめだから、同じような
質問するんだろうなあ。

ぼくはこう答える。

まず、日課表をつくってください。

なに、簡単なものでいいんです。起きる時間、寝る時間、三度の食事の時間、お風呂に
入る時間を決めて、毎日それに沿うような生活に努めてください。ポイントは、朝は早め
に起床時間を設定することと、うまくやれなかったときこそ、自分をほめること。

どこをほめるかというと、朝早く起きられなかったとしても、「早く起きようと努めた

自分」は必ずいたはずで、たまたま今日は、早く起きられなかったにすぎないんだから、その「早く起きようと努めた自分」をほめる。そうするとだんだんその自分が大きくなって、早く起きられるようになる。

その反対は、自分を責めること。責めていると、「もうどうでもいい」となり、せっかく努力したのに、いちばん大切な自尊心を損なう結果となる。

これでは、悪循環です！

毎日、日課表どおりにやれたか、チェックしていく。やれたところには、◯印。一週間ごとに集計する。そうすると、こうなる。

今週は◯が23個、よし！　来週は30、いや40個にしてやる。次週の後半になっても◯が増えないと、まじめなきみは、こう思うはずだ。

絶対、◯を増やすんだ。だから、なにがなんでも日課表どおりに、ヤルゾってね。

こういうふうにやっていく。

症状が改善してきて、余裕が出てきたら、じゃあ、朝食のあと、軽い散歩しようとか、午後は図書館へ行こうとか、その気が出てきたら、どんどん書きこんでいく。

もちろん三度の食事も、食欲のあるなしにかかわらず、少量でも食物と水分をとる。

ほら、幼稚園で先生は「お昼ごはんの時間だから、食べましょう」って言うよね。決して「おなか空いてるひとだけ、食べましょう」なんて言わないよね。


そして過ごし方の、極意《ごくい》！

やりたくないことは、やらないほうがいい。ただし、日課表以外は！

やりたいことは、やったほうが早く治《なお》る！

映画見たくなったら、診断書で休養中でも映画館に行っていい！

逆に、やさしい妻に誘われて、本当はやりたくない早朝の散歩を一緒にすると、帰ってきたときには、行く前より気分がダウンしちゃうんだ。


うつじゃないひとにも、日課表はおすすめだ。

このやり方で、はじめはうまくやれなくても、「やろうとした自分」をほめて、ほめて、やり続ける。

そうすると、きみの理想のスケジュールは、60日できみの習慣になるから……。

三大本能に大きな変化

言うまでもなく、食欲、睡眠欲、性欲、人間の三大本能である。うつ病になると、これらに大きな変化があらわれる。うつの症状としては、食欲減退、不眠、性欲低下がすぐ連想されるが、その反対、過食、過眠、性欲増進もまた、うつの代表的な症状である。

一般に、本能は、意思《いし》と反対になる。ダイエット中で、大盛りカツ丼は絶対に食べちゃダメ！　と考えると、猛烈にほしくなる。一方インフルエンザの後の病《や》みあがりだから、心配した母親が「これをお食べ！　こっちも食べなさい」とくると、そんなにほしくなくなるんだ。

代表的なのは、睡眠欲である。一日でも長生きしたいお年を召した方は、8時間は眠らなくちゃと考え、眠ろうと思って布団に入るから、眠れなくて、あっという間に不眠症になる。

一方、会社で、社長同席のミーティングが昼食後あれば、「社長が来て見ているから絶対寝ちゃダメだ」と考えるからこそ、眠くなり居眠りをして顰蹙《ひんしゅく》をかうことになる。高校で、自分の大学入試に大事な授業ほど寝ちゃうのもそれだ。

おとなの方なら、性欲についても、思い当たることが多々あるはずだ。ここでは、詳しくは書かないけどね……。

本能は、意思と反対になる。

覚えておいて、損はないことばだ。

不眠症と思っている人へ

夜、寝つけないから不眠症なのか、中途で起きちゃうから不眠症なのかな、それともたっぷりの時間は寝てるけど、熟睡感がないから、不眠症かい。

「不眠症なんです」って嘆くクライエントは多い。うつ病の方の多くは不眠をともなう。

要点はこうだ！

夜の睡眠状態が不安定でも、その翌日の昼間、猛烈な睡魔に襲われたり、とてもだるくて仕事や家事に支障をきたすことがなければ、睡眠障害いわゆる不眠症とは言わないんだ。睡眠は本能だから、眠ろうとすればするほど眠れなくなる。

もうひとつの大事なポイントは、昼寝だ。

不眠を訴える主婦がいて、なんとかしてほしいという。夜十分眠れないから心配で、毎日昼寝をしているという。詳細を聞いて驚いた。なんと、昼食のあと、炬燵《こたつ》のそばに布団を敷いて、夕方まで寝ているとのことだった。

昼寝のコツは、30分以内だ。それを超すと深睡眠となり寝覚めも悪く、その夜の睡眠に影響し、悪循環になる。

どう、寝ればいいか？　横にならないで寝る！

すなわち、椅子やソファーに座って、うとうとする。そうすると5～6分で目覚めて、それでもスッキリだ。これをマイクロスリープという。

たとえて言うと、帰宅するとき山手線の電車内で、幸運にも座席に座れて、うとうと居眠りをしたら、その夜、眠れなかったなんてないよねっていうこと！

ストレス耐性を高める練習

精神科に通院しているクライエントで、まだ正式就労できない人は、就労移行施設やリワーク施設で、まず練習だ。

多くは、集団で作業をおこなっている。

ところが、時折、「新しい人が入ってきて、その人、あんまり好きじゃないタイプなので、行きたくなくなっちゃった」などと難しい表情で相談に来る方がいる。

ひとしきり、お話を聴《き》いたあと、次のように言う。

いまは練習で、本番は就労だから、苦手な人が来てくれてよかったじゃない。そんなとき、どうするか、どう考えるか。まさに練習だね。施設にはちゃんと、指導員の方がいらっしゃるから、そういう専門家に聞いたらいいさ。きっと、これまでの経験から、素敵なアドバイスをいただけるよ。

それとも、正式就労したあとこんな事態になったら、きみは、すぐ仕事をやめちゃうのかい。

これに似た話がある。

大学入試センター試験の模擬試験を受けてきた、ある浪人生の話である。

今回は、隣に風邪をひいたひとが座ってて、鼻水をすする音や咳《せき》に気をとられて、集中できなかったけど、なんとか必死で終了まで耐えましたと、予備校の講師に話したら、たいそう喜んでぼくをほめてくれたんです。理由は、それで中途退席したり、大幅に成績が落ちるようなら、とうてい合格は無理。なぜなら、大学入試センター試験本番で、隣や近くの席に風邪のひとが座らないという保証はどこにもないから。

本番前に貴重な練習できたんだから、今回、風邪のひとが隣に座ってくれて、むしろ、よかったんだよ。感謝だね。

ストレス耐性を高めるには、しんどい経験を積み重ねていくしかない！

当然のグリーフリアクション

愛するひとや、それこそ長年連れ添ったペットとの別れもつらいものだ。しかし、これは避けがたい。

うつ病の維持期、すなわち再発予防の意味でも服薬を継続しているクライエントが、死別反応（グリーフリアクション）を呈すると、心配そうに問いかけてくる。

「妻を亡くしてから、食欲がまったくなくて、夜も眠れず、趣味のゴルフなんかクラブも見たくないんです。もう1ヵ月になりますが、うつの再発ですか」

そんなときは、こう答える。

うつというより、死別反応でしょう。当然の反応です。症状が激しければ激しいほど、あなたは、奥さんを愛していた証拠です。いっぱいいっぱい愛していたんですね。彼女はあなたにとって、とても大事なひとだったんですね。

そう考えては、どうでしょうか。

無理におさめようとしないでください。

そうすると、半年後くらいに、深いうつになることがあります。

泣きたくなったら、泣いてください。

奥さんと同じ年齢くらいの女性を見かけて、なぜ、妻が死んで、あの女性が生きてるんだと、猛烈な怒りが湧いてきても、そういう自分を責めたり否定しないでください。

奥さんを亡くした瞬間に、あなたは、ジェットコースターに乗ったんです。

気分のアップダウンは当然です。だって、ジェットコースターだから。

でも、ひとがなぜジェットコースターに乗っていられるかというと、必ず出発点に戻ってくるからですよね。

あなたの気分も、時を経て必ず、落ち着きますよ。

昔は、期間の目安は2～3ヵ月などと言われましたが、最近の研究では、2週間の方もおられるし、3年たっても、なかなかフラットにならない方もいて、さまざまです。

いずれにしても、もちろん奥さんが亡くなられたという事実が消えることはないけれど、それにともなう生々しい感情は、必ず和《やわ》らいできます。

愛することの苦しみ

愛の本質は愛することだ。

愛して、愛して愛しぬくことだ。


愛していると苦しくなる。

ひとつは、この愛を失ったらどうしようという喪失《そうしつ》不安ともいうべき苦しみである。クライエントで、「いまがしあわせの絶頂でこれからは、落ちていくだけだから、もう人生を終わりにしたい」と言い自殺未遂をした方が、おひとりだけいらした。

若かったぼくは真意を測りかねたが、69歳のいまなら、理解できないこともない。

最高の愛、とても素晴らしい愛、知れば知るほど失いたくない！　永遠にこのままでいたい！　時がとまればいいのに……。


愛するがゆえの苦しみ。

もうひとつはなんだろう。

それは、燃えたぎる嫉妬《しっと》の苦しみである。

新婚旅行中、大げんかになる。

さっき、かわいいキャビンアテンダントとにやにやしながら話しこんだでしょ！

おまえだって、イケメンパイロットと空港ではしゃぎながら写真撮ったろ！

けんかが激しければ、激しいほど、愛し合ってんだね。だから嫉妬するんだね。

何も感じなくなれば、つまり無関心であれば嫉妬の苦しみも味わわなくてすむが、愛はないということになる。

愛と嫉妬はワンセット。一方だけっていうのは、なし！

嫉妬の苦しみにくじけそうになったら、「そんなに、好きなんだ。嫉妬するほど愛しているんだ」とやさしく自分をほめてあげよう！

ストレスチェックテストに思うこと

ＫＡＲＯＵＳＩとＫＡＲＡＯＫＥは日本発祥の英語である。カラオケは置いておくとして、当時の日本人の働きすぎは度を超していた。

「24時間働けますか」というコマーシャルも一世を風靡《ふうび》した。

一日中働けるわけないじゃん！

でも、一時そんな雰囲気だったんだね、この国は……。

働かざる者食うべからずなんてことばもあった。

とにかく、働け、働け！　だったんだ。

ヨーロッパの貴族たちは、労働してるのかね。よく知らないけど。

そんななか、さまざまな議論を経て、ストレスチェックテストが始まった。もちろん上司などは本人の同意がなければ見ることはできず、産業医などがチェックし、高ストレス者には、専門医への受診を促すことができる。

なによりも働く人が、自らの精神状態やサポート体制を年に一度ではあるが客観的に可視化できるようになったことが、意義あることと思う。

ひとは、何のために働くのか。

もちろん、幸せになるためであるが。

その原点を忘れず、健《すこ》やかに生きたいものだ。

双方、多忙であるが、目の前のクライエントについて主治医と産業医が、自由に、頻繁《ひんぱん》に話し合える日が来るのを、心待ちにしている。

ぼくも産業医の資格は持ってるのだが、一度も実務に就《つ》いたことがないまま、現在に至っている。

マンネリを感じるとき

どんなに仕事内容が充実していても、さすがに毎日毎日精神科臨床《りんしょう》である。ぼくの場合、週5日が土浦メンタルクリニックで、週1日は豊後荘病院で午前中が外来で、午後は病棟管理だ。

あーあ、マンネリだなあと、感じるときもある。

そうそう、もうすぐ診察開始という、朝いちばんが多い。これを書いているいままさにそんな感じである。


そんなとき、こんなふうに考えてみたりする。

マンネリかー。でもね、マンネリの反対はオリジナル、独創だ！

ぼくにできるか。研究ができるのかな。

いやいや、あまり研究が得意じゃないから、大学を辞したんだろ。

そうそう、そうだった。

そんな経緯だったよね。オリジナルの発想は湧かずとも、目の前のクライエントに真摯《しんし》に向き合い、丁寧に接していけばいい！


ゆっくり、そう考える。

こうして、うちなる声と向き合って自問自答するんだ。

いまと正反対を想像してみる。

真逆を考える。

そこから、見えてくるものは確かに、ある。

敏感と鈍感

「過敏すぎて、敏感すぎて、苦しくてしょうがない」と言ってクリニックにいらっしゃるクライエントは少なくない。そんなときは、まず、背後に、妄想的《もうそうてき》になる統合失調症や、生来の性格特徴がより色濃く出てくるうつ病が潜んでいないかを、慎重に丁寧に診《み》ていく。

もちろんそれらが背景にあった場合は、その旨、病名の告知をして、さらにクライエントの同意が得られれば、しかるべき治療を開始する。

それでは、背景に病的なものがなかったときはどうするか。

本来、高い感受性は得難い精神特性のひとつであり、それを目指して、ぼくたちは切磋《せっさ》琢磨《たくま》するのだろう。さらに自らの内面を精緻《せいち》に見つめる内省性は、生来性との説もある。

すなわち、いわゆる敏感であることは素晴らしいことなのだと、ぼくは信じている。

それでもなお、「鈍感になりたい、鈍感にしてください」というクライエントには次のように語りかけ、診療を締めくくる。

「敏感は鈍感を装えるけど、つまり、ビンビン感じてるんだけど、感じてませんと言うことはできるが、鈍感は敏感を装うことはできない。感じてないのに、感じてると言うことはできても、どう感じてるのって聞かれたら何も答えられないから！」

「だから、敏感のほうがいいよね！　いいもの持ってんだから、つらいの我慢しようよ！それともきみは、悪いの持ちたいのかな」

そう言うと、みんな、首を横に振る。

ひとめぼれの一方で

ひとめぼれってありますよね！
一目見ただけなのに、まだ話してもいないのに、ビビビッ！　とくる。
このひとがいい！　果ては、結婚を決意する方も多い。

このひとを見た瞬間に、このひとの容姿、とくに顔や眼差しに、過去に出逢ったやさしく素敵ひと、男性ならお母さん、幼稚園の先生、小学生のころ憧《あこが》れた転校生、中学のとき虫垂炎で入院したときに担当してくれた白衣の天使、ナース、そして高校生のとき憧れた野球部を応援してたとても美人のチアリーダー、大学生のときは、高嶺《たかね》の花だったが、とってても好きだったクラスメート、ミスキャンパスだ、果ては、社会人になってからは、アイドルにはまり頻繁にコンサートに行き握手してもらい興奮したあの娘などを、一瞬にして見てしまうから、たちまち、たまらなく好きになり、恋に落ちる（fall in love）んだ。
まあ、これはこれで、ハッピーエンドになることも多いからいいのだろうか。

その反対は、見た瞬間、嫌悪感《けんおかん》というやつだ。はなっからいけ好かない！　なんとなく嫌。

職場の人間関係で、そう感じることもあるだろう。

しかし、ひとは、「されたようにする」というから、そのような負の感情で接すると、関係性がスムーズにいかず、仕事に支障をきたすこともある。

だから、その人の背後に過去に出逢ったマイナスイメージのひとを見ていないか、考えてみることも重要である。

思い当たる節があれば、イメージを白紙に戻して、あらためて、その人に謙虚に向き合えば、新しい感情が湧き出るかもしれない。

ぼくは自戒とともに、こんなことを意識して生活している。

願望から意思、意識へ

やせたい、医者になりたい、素敵なひとになって、素敵なひとと結婚したい。

この世に、願望は尽きることはない。

それでは、いったい、そのなかでどれくらいのひとが願望の実現に成功しているのか。

ぼくは、成否を分けるのは、単なる願望で終わるのか、意思、意識まで高めていくかであると信じている。

つまり、やせたいというより「絶対やせてやる、必ず」。誰が？「このわたしがだよ！」とやると、どうすればやせられるかが、見えてくる。

それを、きみの持ち前のまじめさで、ひとつずつ実行していけば、結果としてやせるのだ。

「なんとしても、絶対医者になってやる」という意識で勉強すれば、日頃読む新聞も当然医療関係の記事が多くなり、小論文対策にもなるって寸法さ。

「素敵なひとと、絶対結婚するよ、必ず」とやれば、中途半端なひとには、ひっかからなくなる。

「本当に、このひとが素敵なの？　そんなわけないじゃん」とブレーキがかかる。

「まず、わたしが素敵になる！」という意識で生活するから、選択すべてが「素敵なひと」へ集約されていき、結果として、とても素敵なひとになり、同じように素敵なひとと結婚できるんだ。

それぞれの特別

みんな、さまざまな背景を持ちながら生きてきた。

時代も、経済状況や教育背景も違う。

だからそれぞれの価値観も違うんだよね。

大事なもの、好きなひと、行きたいところ、逢いたいひと、好きな食べ物やお酒、みんなみんな違う。


ぼくたちは、どうしても自分のフィルターを通して、見て、考えてしまう。

なぜそんなこと、あんなものを大事にするのか。むしろ、こんなものこそ大事な本質でしょ！　なんて思いがちだし、言いがちだ。

そんなときは、「それぞれの特別」と考えよう。そして尊重しよう。思いやろう。

そうすると、「きみの特別」も尊重されるし、許されるよ。それぞれ、それぞれ、だってみんな違うんだもの。強制してどうするの。何もいいことないよ。自由が人間の最高概念であり、歴史はいつも自由を求めての行動の連続だった。

では、「きみの特別はなんなの」とクライエントに問うと、「なぜ先生にそんなこと話さなくちゃいけないんですか」と軽く返される。

驚きとショックが成長に

成長や成熟には、苦痛がともなうものだ。

パソコンやスマートフォンに慣れていくのもたいへんだ。なぜこんな簡単なことができないのかと、地団駄《じだんだ》踏んだり自分を責めたりの繰り返しをしていくうちに、少しずつ覚えていく。

それにしても、ぼくは、からきし泣けてくるほど、この方面がダメなんだ。

それはともかく、驚きやショックを感じたら、こう考えるのも、ありかもしれない。

成長や成熟の、ビッグチャンスだってね！

この苦しみの後に、ぼくは成長して成熟するんだ。

だから、苦しくても、さあ少しずつやってみよう、試しにでも。

そうすると、反射的に驚きやショックから一刻も早く逃げようとする姿勢に抑制がかかるかもしれない。


しかし、自分が圧倒されるような驚きやショックの場合、たとえば2週間以上、睡眠や食欲に大幅な変化が生じ、好きな趣味的なことへの興味も損なわれるようになったら、うつの可能性が浮上するから、気をつけてね。

判断に迷ったら、クリニックへ、レッツゴー。

ひとは、されたようにする

あるひとに対してマイナス感情、たとえば憎しみ、怒り、嫌悪などが湧いてきたときは、それをそのまま出したままで行動すると、その相手も察して同じように接してくる。

ケンカは避けたいし、ケンカするというのは、相手と同レベルだという証明になるから、癪《しゃく》だ。そんなのまっぴら御免である。

では、どうするか！


精神分析の自己防衛理論、「反動形成」（抑圧された感情、欲求、考えなどが正反対の行動や態度にあらわれる）と一脈通じるのかもしれないが、そんなときぼくは丁寧にやさしく、礼節を重んじながら、接することにしている。

そうすると、意外に冷静になり、相手のいいところが見えてきたりすることがある。

まあ、そこまではいかなくとも、いけ好かないやつに、このように冷静で素敵に対峙《たいじ》しているぼくの存在をまさに実感できて、自己効力感（目標を達成する能力が自分にはあるという自信）が高まっていく。

そして……「ひとは、されたようにする」のだから、おのずと相手の態度や気分も変わっていくのかもしれず、それはそれで、いいことだろうから。


そんなに簡単にすぐにはできないって。

そりゃ、もちろんだよ。

このぼくも、いつもこのやり方で成功してるわけじゃないんだ。まあ、成功率6割かなあ。

だから安心してください。

そして、賢明なきみなら先刻ご承知のとおり、失敗した4割のときにこそ、強烈に自分をほめるんだ！

自分のどこをほめるかって……。

「明らかに、そうやろうと努めた自分、がんばった自分」はいたのだから、その自分をいっぱいほめるんだ。

そうすると、だんだん成功率は上がっていくよ。

その反対にダメな自分だけを見て責め続けると、自尊心は低下し、「もう、どうでもいいや」となり、さらに成功率は下がる。

せっかく、とってもがんばって、努力したのに、割が合わないよね。

診療のオープニング

病識（たとえば統合失調症や躁うつ病の躁状態など）がまったくないクライエントを除いては、クリニックへお越しになる方は、悩み、苦しみ、不安や恐怖におびえながらも、なんとか自分で自分を励ましながら、がんばって、がんばってきたが、どうしようもなくて、不本意ながら、ここの扉をノックしたんだろう。

診療のオープニングでは、自己紹介のあと、心理士がまとめた病歴を見ながら次のように言う。

あなたは、まじめな性格で、一生懸命がんばってこられたのですねえ。がんばりすぎたからつらくなったのかもしれません。それにしてもこれまでの生活史を見せていただいて、あなたの、人生の、これまでに、敬意を表します。

とくに親による虐待《ぎゃくたい》傾向、幼少時の貧困や両親の不和や離婚などで大きな苦しみを経験した方には、次のようにつけ加える。

親や幼いころの境遇は、選べません。そんななか、精一杯やってきたあなたは、素晴らしいとぼくは思うよ。

これからは、未来は、あなたが選ぶんだ。あなたが自由に、あなたの責任で。クリニックはあなたを応援していくから、これから、よろしくね！

診療の卒業式

大学の保健管理センターに勤務していたころ、単科の民間精神病院に勤めておられる大先輩（この方には、本当にお世話になった。症例発表のいろはから、神経症のクライエントには、たしかに「後成熟：身体の成熟とは異なり、神経症者がうつや不安などのさまざまな苦しみを、青年期に味わったあとに、壮年期や老年期に人格的に陶冶《とうや》され、より豊かな人間性を持つこと」があることなどを豊富な臨床経験を踏まえて教えてくださった。感謝している）が、「大学の先生方は、若いね。学生たちは順繰りに卒業していって、また新入生が入ってくるからね」

と言われたのだが、その当時は、十分その真意がわからなかった。

しかし、こうして土浦メンタルクリニックで長年働いていると、しみじみわかる。

そういうエンドレスな日常のなかにも卒業はある。うつ病で十二分に維持療法を続け、仕上げに認知行動療法を心理士さんと一通りすませ、薬を減量してOFFとなれば、「診療の卒業式」だ。

くれぐれも、うつになったころの先駆けての症状を忘れず、すこしでも兆《きざ》しがあらわれたら、いち早く受診するようにというのが、はなむけのことばだ！

うつになって夫婦の絆《きずな》が強くなった、弱いひとの気持ちが理解できるようになった、はては、傾聴の意義ややり方がわかったなど、クライエントから、過分なおことばをいただくこともある。

親子での相互理解が深まり、いっときは苦しくて絶望的になったが、やはり、そういう不安や戸惑いを経験してこそ、人間としての成長や成熟を見るのであろう。

さあ、これから、いったいいくつの「診療の卒業式」にぼくは出席できるのだろうか。楽しみだ！

ファーストムーヴィングだ！

精神科医は、臨床でクライエントと向き合うほか、さまざまな診断書書きに追われる。ちょっと挙げるだけで、自立支援医療診断書、精神障害者保健福祉手帳診断書、障害年金診断書、医師意見書、生命保険診断書（外来通院など）、そしていちばん頻度が高いのは、傷病手当金診断書であろう。

この傷病手当金診断書は、幸い軽量級なので助かるが、なんといっても最重量級は、障害年金診断書であろう、用紙がまたとても大きいうえに、両面とくる。生育歴や学歴、既往歴のうえに、発病から今日までの経過と、現症日（診断書で判断された診断がいつの時点かを示す）の詳細な状態記入が求められる。

たいへんである。きつい！

でもこれで困窮しているクライエントに、年金を支給されるか否《いな》か、されるのなら何級でその金額が決定されるから、とても重要な診断書なのだ。

開業されておられる先生方では、診断書書きに休日をあてるひとも多い。でもぼくは週

6日働いているから、そうやると、365日勤務となり、まったく休めない。

だから、すぐ書きはじめるんだ。書きはじめると少しずつ先が見えてくる。コツは、そのクライエントをありありと想起しながら書くことだ。ひとりの人間の生きてきた軌跡をたどり、そのひとだけの物語をつくるのだ。

そういう意気込みでまず、書きはじめる！

ファーストムーヴィング、ファーストライティングだ。

進みながら展開や問題点は、よりクリアになる。

意欲が出てからなんていうのが、いちばん効率が悪い。

一瞬一瞬が選択

人生は選択の連続だ、この一瞬一瞬が……。

今日、どの服を着ていく、今日のランチなににする、から始まって　高校や大学はどこに行く、どこに就職するのかから、果ては誰と結婚するのかまで、人生にはさまざまな選択の瞬間が待ち受けている。

考え抜いて決断しても、結果は神のみぞ知る。

考えがまとまらず、どうしても決められなくても、時間は残酷だ。待ってくれない！

「時間切れ」でやはり決断を余儀なくされる。


さて、結果を引き受けるのは、自分である。

そして、その結果を最終的にも、受け入れられるのは、「自分が決断した」ときだけだ。


他人のすすめで決めて、思うような結果が出なかったら、とうてい受け入れられず、その他人を責めさいなむことになろう。

だから、ことに進学、就職、結婚については、熟慮を重ね、苦しみながらも迷いながらも、最終的には自分で決断するように、クライエントによく話す。


もし、不本意な結果となっても、自分が決めたんだからと、すんなり現実を受け入れて、新たな選択へ向かうエネルギーが湧いてくる。

修正や立ち直りも早く、他責（自分以外のせいにすること）にムダな力を使わなくてもいいから……。

たったひとつだけ実行

1月の診察でクライエントに必ず聞くのは、今年の目標だ。きょとんとした表情で、しばらく間があいてから「やっぱり健康ですね」などと言う人が多い。では、どうやって健康を維持するのかについて、具体的におっしゃる方はほとんどいない。

そんなとき、ぼくは、こう話す。

今日、実現可能な目標をひとつだけ考えて、必ず実行してください。うんとハードルさげていいから。たとえば、この3年、夫の瞳を見て「いつも、ありがとう」と言ってなかったら、今日中に、必ず言いましょうね。そんなこと、たったひとつだけだけど、実行していくだけで、1ヵ月で30個、3ヵ月で90個以上になります。

そうやっていると、半年後の目標が自然に見えてきます。ほどなく、その年の最終目標も。

毎日ひとつだけ実行可能なことを掲げ、必ず実行していくことが、いちばん大事なことなんです。

実際、これを使って、いま、ぼくは、この本を書いている。

一日、ひとつか、ふたつか、みっつ、必ず、文章を書く。

必ず、必ず……。

精神科ならではの聞き取り

土浦メンタルクリニックでは、初診時には、まず心理士が、幼少児期から教育状況、家族歴、既往歴を含む、これまでの生活史をお聞きする。他の診療科、たとえば耳鼻科や整形外科では必ずしも生活史などは必須ではないかもしれないが、精神科ではきわめて重要である。

両親の別居や離婚も大きな影響を及ぼすことがある。現在、高校生といっても何高校か、一流進学校か、そうでもない学校かでは、取り巻くストレス状況が大きく異なってくるのは当然であろう。町工場の会社員か一部上場企業の会社員もしくは公務員かでは、それぞれ休める期間に差が生じたりもする。

趣味も大事で、以前と同様にやれているのかいないのか、すなわち、うつかどうかの判断材料として必ず問診する。外科や皮膚科では、まず、聞かれることはないだろう。

精神科では、クライエントの人格（素質としての性格のうえに知性、情感、意欲を加味した総体）に目を凝《こ》らしてみる必要があるため、ほかの診療科より、さまざまな角度からの検討が必要になる。

メメント・モリ

毎朝、朝日とともに目覚めると神さまに感謝だ。

「ああ、この一日をくださってありがとうございます」と。

さあ、この貴重な一日をどう過ごす、どう使うか、早速予定をこころにめぐらす。

こう考えると、ひとの悪口や噂話《うわさ》をしようとは思わないし、怒りや憤り《いきどお》も湧いてこないんだ。

不思議だね。

明日もあるなんて保証は一切ない。そのことを突きつけられると、おのずと身が引きしまる。こころが毅然《きぜん》とするのがわかる。


これに通底する話を、昔、聞いたことがある。医系予備校の寮で医学部合格をめざしてがんばっていた数人の仲間たち、だがその一人が深刻な病《やまい》にかかり、駆けつけた憔悴《しょうすい》しきった父親とともに退寮し、帰郷したんだ。そのあとしばらくして彼の訃報が届く。その後の仲間たちの勉強ぶりは鬼気迫るものになったという。遅刻やムダ話は一切なくなった！そして……全員合格したという。

仲間たちの心中を去来したものはおそらく、「死は誰にも必ず訪れる。だからいま、この瞬間を精いっぱい生きるんだ」という思いだったのではないか。

「メメント・モリ」

古代ローマからの格言だ。

「常に死を意識して、いまを懸命に生きよ」

いまがいちばん若い!

いまがいちばん若い——最近、呪文《じゅもん》のように唱えていることばだ。

さすがに70歳になると、老い（実に嫌な響きを持つことばだが）をつらつら意識する瞬間も出てくる。

ある作家がおもしろいことを書いていた。「10歳年上の自分をつくって、たとえば、ぼくはいま70歳だから、80歳の自分から見ると……まだまだ若いじゃないかとなる」と。

これはいいので、自分にも、そして老いを嘆くクライエントにもありがたく使わせていただいている。

クライエントの反応はいまいちだが、ぼくは結構助かっている。

そして、極《きわ》めつけは、「いまがいちばん若い」だ。

まさに直球勝負!　すがすがしく小気味いいではないか。

若いときは、夢を持とうよ、希望を語ろうよ、恋をしようよ、背伸びしようよ、勇気を持とうよって、若者に言うよね。

じゃあ、同じことばを、10歳若い自分に、声かけしよう。

エイジングはもちろん避けがたい。

やがて、目はかすみ、指は震え、腰は曲がり、顔にはしわやしみが……。

でも、一気に、一日で全部が来るわけではない。すこしずつ、すこしずつだよね。

だったら、現実の人生でいちばん若い、貴重な今日を、慈《いつく》しみ、大切に、大事に、しかし、若いんだから、挑戦も忘れず進んでいきたいものだと強く思う。

ぼくからの祝辞

結婚式でのあいさつ、祝辞での、ぼくの十八番を紹介しよう!

ご結婚まことにおめでとうございます。

ご両人はもとよりご両親様はじめご親族の方々のお喜びもひとしおと存じます。……

よく、結婚式を挙げられた新郎新婦が「幸せになりたい」と言いますが、これは願望です。ぜひ、願望から意思《いし》、意識に高めてください。

すなわち「わたしたちは、必ず幸せになります、いや、なってやる、しあわせに、絶対！」

そうすると、どうすれば幸せになるかが浮かんできます、見えてきます！

それをおふたりのまじめさで、ひとつずつ、実行していけばいいんです。

そして、それをいつからやるの。

いまでしょ！

以上、「願望から、意思、意識」大好きなぼくからの祝辞でした。

失礼しました。

親子はめぐる

統合失調症は多くは青年期に発症する。幻覚妄想（幻聴や被害関係妄想など）やそれにもとづくさまざまな問題行動、失踪《しっそう》や激しい興奮、はては無為《むい》、自閉傾向などがあらわれる。

親は嘆き、心配し、落胆する。期待していた、将来を嘱望《しょくぼう》されていた、成績優秀で性格も明朗なわが子が……。

当然、障害と受け入れられるまでは長い時間を要する。

その間、親は、育て方が悪かったからか、夫婦仲が悪かったからか、家庭の経済状況が悪かったからか、将来を期待するあまり勉強を強《し》いたからかなど、後悔の思いは果てしなく自らを責め続ける。

もちろん、そのようなことが原因であるはずもないことは、主治医が何度も繰り返して言うが。親は、もしかして、あのとき、このときああしておけば、こうしていれば、そうしていればなんて考え続ける。

それが、また、親の親たる所以《ゆえん》なんだが……。

最新の優れた薬物療法のおかげで、統合失調症の症状は軽快し、何ら社会活動に支障なく活躍しているクライエントも多いが、一部に十分には就労できない方もおられる。そういうクライエントは、親と同居もしくは、近隣に住んでいる。

一方、親の老化は避けがたい。

いつかは老人となり、なかには認知症傾向になる方もいる。または、やはり老化で整形外科的疾患により、歩行や移動が困難になることもある。

青年期発症の統合失調症は、年齢とともに病勢は衰え、多くが小康状態となる。

そして……。

認知症の治療のためにクリニックを訪れる親の付き添いとして、子は穏《おだ》やかでやわらかい微笑みを浮かべながら、診察室で同席する。

まるで、若いころ、とてもお世話になったことへの、遅れた恩返しをしているように。

夢や希望はつくる！

夢も希望もないとおっしゃり、嘆くクライエントがいる。

「どこ見ても真っ暗闇で光がささない。先生はいいですね。ちゃんとしたお仕事やご家庭があって、お金も入るんでしょ。わたしなんか何もないんですよお」と途方にくれた表情だ。

しかし、夢や希望って、降ってきたり湧いてきたり、そこいら辺に落ちているものなのかしら。

そうではあるまい！　きみがフリーハンドでつくるものなのではないか。

昔、「自分探し」が旅行会社のコマーシャルとともに流行《はや》ったことがあった。自分探しに世界を旅してみましょうというコンセプトだった。ぼくはそのとき、強烈な違和感を感じたことを、昨日のように鮮明に覚えている。

いや、そうではあるまい。世界をバックパッカーで旅行して「自分」が見つかるかね。素《す》の、いまの自分自身を直視して、望ましい自分をつくっていくことが、「自分探し」ではないのか。

これと、通底するのが、「夢と希望」だろう。

いま、ないからつくれるんじゃないのかい。

さあ、きみの夢と希望を、きみ自身がつくっていこうよ。そのお手伝いは、主治医のぼくが喜んで務めさせていただきます。

だから、よろしくね！

夫婦でのカウンセリング

初診時はおひとりで来られても、やはり配偶者の客観的な意見も伺《うかが》いたいときや、うつで限りなくやさしく接してほしいときなどは、次回は夫君にも来ていただくことにする。

そうすると。よほど関係性が悪くない限り来てくださる。

患者さんは、恐縮して夫にお礼を言う。「本当に夫は、とてもやさしくて私には、もったいないくらいのひとなんです。私は、うつになんかかかって、本当に申しわけないです」と、何度も何度も。

そんなとき、ぼくは「奥さん、とってもやさしい旦那さんを持っているあなたも、とってもやさしいひとなんですよ。夫婦は交わるから。水と油では、夫婦ではいられませんよね」と言う。

すかさず、夫が微笑みながら、「そうだよ、いつも君には感謝してるんだから！　今回はゆっくりしようね」とささやく。
その瞬間、ぱっと妻の表情が、やわらかくなり、その場が和《なご》む。

家事や仕事ができていたら80点

梅雨《つゆ》に入ると、きまって「雨降りの日は、こころがブルーになるから、うつでしょうか」と言って、クリニックにいらっしゃる方がいる。その方は主婦で、家事はできているという。

うつの診断基準は、さまざまなうつや不安の症状が2週間以上続くことや、抑うつ気分か興味の喪失《そうしつ》が認められることの他に、著《いちじる》しい主観的苦痛か職業上などの機能水準の低下が必要となる。

激しい苦痛を感じていれば、仕事や家事に影響しないことはまずないから、つまり、仕事や家事ができていれば大丈夫と考えることができよう！

延々とローテンションだと語られたあと、「でも仕事はやってるよ」とお嘆きのクライエントには、次のように声をかける。

仕事やっているんだから、偉いもんですね。仕事をやっている自分に80点あげてください。

そうでないと、がんばっている自分が可哀想じゃないですか。主婦の方も同様だ。家事ができているうちは大丈夫だ。

うつでなくとも、どうしても不十分なところ、至らないところにばかり目が行く方が多いから、あえて、「仕事や家事ができていれば、大丈夫」と明言すると、ほっとした表情になるクライエントがいる。

オンライン診療、ぼくの場合

いわゆる「新薬についての全国講演会」は、コロナ禍以前は、頻繁に開かれていた。開催地は多くは東京で、全国から精神科医が参集したものだ。会場やその後の情報交換会では、ぼくのふるさと山形で開業し大活躍している高校の先輩にしばらくぶりに会えたり、若いころそれこそ手取り足取りお教えいただいた先生に遭遇したり、医局の新人を紹介されたり、さまざまな出会いと楽しみがそこにはあった。

ところが、コロナである。まさに、消滅！　皆無《かいむ》である。

それでも最近は、ぽつりぽつりと催されるようになり、たまに勧誘されるが、まだ、とても行ける状況にないと判断している。

本当は行きたいけど、無理だ。

ところで、新薬についての講演会だ。すごい先生も多いもんだ。外国の高名な医学者のご講演のあとの質疑応答の時間に、流暢な英語で滔々《とうとう》と質問する方も少なくない。いや、ぼくは、数百人を超える専門家の前で日本語ですら質問するのも憚《はばか》られるけど。ドキドキして……。

これが、ウェブ講演会となって久しい。ウェブ講演会花盛り。一晩で4つもあるときは、開催時間がかぶっていると、どちらを選ぶか悩んじゃうほどだ。ウェブでは、もちろん質問し放題、書きこみ式だ、手をあげて話すんじゃなく書きこみが主流。

そうなると、ぼくは書くのが大好きだから、いつも質問するんだ。緊張から解放されて毎晩、いい気分で質問を楽しんでいる。

理論的には、招待されれば、日本中いや世界中の講演会に出席できて質疑応答に参加できることになる。

それでは、オンライン診療はどうなのだろうか。

精神科診療がいちばん適しているという話もある。なぜなら、身体の診察をしなくてすむことが多いからという。

ぼくも長い期間、聴診器を使っていない。

たしかにウェブ会議は日常となり、ぼくも幾つかの審査会には参加している。そしてそれぞれの委員の顔を見ながら議論する。

すこぶる便利！　一堂に会するのとほとんど変わらない臨場感を味わうこともできる。

精神科診療でも再診で、安定しており再発予防の意味で服薬を続けているクライエントは、カメラ越しでもできるかもしれないが、初診時は、より良好なラポール（信頼関係）を持つためにも直《じか》に、お会いしたいと思う。

それと、ぼくが最も大事にしていて重要だと考えている瞳の輝き、曇りなどは、カメラ越しでは、捉えられない。やはり、実際に会って、その変化、前回との違いを見たい。なぜって、通院期間が長いクライエントの瞳の輝きが突然増したときは、こう問うとズバリ当たることが多い。

「前回より、とても瞳が輝いていますね！　恋愛中ですか」

クライエントは、びっくりして、幾分ほおを赤らめながら、「どうして、わかるんですか」と言う。

時間切れ

人生は、選択や決断の連続だ。最初は迷う楽しみをちょっとだけ味わうが、だって、可能性を目の当たりにできるから。

それからがたいへんだ。迷ってばかりいられない。

決めなくちゃいけない。

決めるというとカッコイイが、可能性をひとつにするということだから、これは、つらい。ぼくなんか、本当に優柔不断だから、いつも、こうなる。

なんとか一方に決める。悩んで悩んで決めた！　よし、これでよし。と思いきや。その決めたものの、欠点がクローズアップされてくる。そして、もう一方のほうのよいところが、クローズアップされてくる。

そうなると、また混沌としてくる。

さっき、さんざん苦しんで決断したんだけれど……また、振り出しに戻りそうになる。

こんなとき、人生は有限だから、「時間切れ」と自分に言い聞かせる。

逆に考えれば、時間切れという感じが出てくるまで比較検討、吟味《ぎんみ》したという証拠なのかもしれない。

まあ、締め切りみたいなものだろうか。

原稿も、延々と推敲《すいこう》を続けると、確かに良質にはなっていくのだろうが、本や論文として完成することは、永遠にない。

ある感慨をもって過去を振り返るとき、あのとき、時間切れまで考え抜いて決めたんだからと、その結果を受け入れることができる。

NOTE5

日常をめぐるつきない悩み

時が過ぎる速度

加齢によって、時の過ぎる感じが速くなることは、よく知られている。その数式をどこかで見たことがあるが、いまは思い出せない。

一般に、順調だと時が過ぎる速度は速く感じられ、「あっという間の1年でした」などとなる。

一方、何事かがあると、とくに心配なことがあると、時間は長く感じられる。子どもの入試の発表日の一日が、とても長く感じられた思い出をお持ちの方も多いだろう。

うつのクライエントの方の一日は、とても長い。

休職中で、朝目覚めると、今日一日どうやって過ごすかと、ため息をつく。昼食までも長い、時間の流れが途方もなく遅く感じられる。

だから「順調です。時の流れが速くて」と言うクライエントには、次のように言う。

幸せを、じっくりと噛《か》みしめていきましょう！　1秒、1時間、1日と……。そうしないと、いいときは、あっという間に過ぎちゃいますよ、ってね。

幸せなひとは、きれいな微笑みを浮かべながら、うなずく。

酒談義

ぼくはお酒が好きだ。

緊張がほぐれ、酔ってくると、ほら少年のころ感じた万能感（すなわち、ぼくはイチロー超えの大リーガーになれるかも、わたしは歌が上手いから松田聖子より売れるかもしれないなんて）、そんな気持ちにすこしだけ浸れるから。

この8年は、ウイスキーの炭酸割り、ハイボール一本だ。ウイスキーはグレンフィディック12年だったが、値段が高くなったから、最近、モンキーショルダーにした。

酒を飲むか、タバコを吸うかは必ず問診で質問する。

飲みますという方とは、何を飲むのかで酒談義に花が咲く。

飲みません、飲めませんという方には、ぼくは現実に酔えないから、帰宅したら、すぐ酒を飲みはじめるが、あなたは現実に酔ってるから、酒を飲む必要がないんです。とくに奥さまに酔ってらっしゃるからなんて言い、笑いを誘う。


この間は、クライエントに見事に逆襲されたよ。

この話をしたら、診察室を出ていく間際、くるりと振り返り、ぼくを見ると、こう言ったんだ。

先生、わたしは酒を一滴も飲まなくても、毎朝ひどい二日酔いです。

だって、毎晩ワイフにいっぱい、いっぱい酔ってるから!

年賀状は家族の歴史

ぼくは、宛名はずっと手書きにしているから、一時は数も多くて一仕事だったが、最近は、若い人の年賀状離れ、すなわち、ラインやメールの台頭もあって、だいぶ減ってきた感がある。

さらに同年代のひとからは、年賀状を卒業するという方もぽつぽつ出てきた。

かつては年末近くなると、新聞に入ってくる写真屋さんの折り込みチラシのなかで気に入った図柄を選び、注文していた。

ところが、いちばん下の子どもの大学入試が無事終わった春、市内のお寿司屋さんで、家族でささやかな食事会をしたのだが、このとき、お店の人に撮ってもらった家族一同が写った写真を見たとたん、ピンとくるものがあった。

年賀状を、家族の歴史を紡《つむ》いでいくため、いや、その軌跡《きせき》の記録として考えることはできないかと。

ありきたりの考えで、多くの方がそうしているのだろうけど、ぼくも、そういう意識でこれから、毎年、年賀状をつくっていこうと思った。

あれから、十数年がたった。さまざまなシーンの写真が載った。作成は、いつも同じ街の写真屋さんだ。そこの上品なおばさんが、手慣れた感じでつくってくれる。

レイアウトもおまかせだ。最近は孫も登場！　ぼくの母もたびたび載る。

休みの日曜日。

これまでの年賀状を、つくづく眺めるのが楽しみだ。

家族といえども、いつもいつも自分の写真が載るのを、よしとしないこともある。そういう時期もあろう。それは、それでいい。

それにしても、つくづく若さは美しさだと実感する。何枚もの年賀状を見ていると。

しかし、若いときは、その美しさに気づかない。

ちょうど、健康そのものが、そうであるように。

素敵なひとだけを見て

ぼくは、素敵なひとを見ながら、毎日仕事をしている。そしてぼくは、素敵なひとだけを見ているから、いつも楽しい。穏《おだ》やかで温《あたた》かい気持ちなんだ。

そんなひと、いつもいるわけじゃないだろという声も聞こえてくるが、そんなときは、大丈夫！　過去に出逢ったさまざまな素敵なひとたちをイメージしているから、これも、また、幸せだよ。経験は貴重だね。素敵なひとに出逢い、時間を共有するという……。

・素敵なお医者さん

後輩で民間精神病院に勤めていたバリバリの医師である。彼の素敵なところは、笑顔もさることながら、まず、入院依頼を断らないという点だ。大学やクリニックは、激しい精神症状を持つクライエントには無力である。すぐさま家族を呼び、しかるべき病院への入院が必要になる。こんなとき、嫌な顔ひとつせず、快くひきうけてくれるのが、彼だ。

何度助けてもらったかわからない。ただ、感謝あるのみである。

そんな彼の影響か、ぼくはクリニックでの新患は、極力断らない。中学生からは診《み》る。どうしても守備範囲外の、たとえば、性依存症や窃盗癖、薬物依存や認知症の確定診断などども、しかるべき専門クリニックや大学病院、もしくは近くの認知症疾患《しっかん》センターへ紹介させていただく旨を話して了解されれば、受けることにしている。

門前払いでは、ご本人やご家族があまりにもつらいだろう。

・素敵な看護師さん

大学勤務で研修医（レジデント）のころ、一緒に働いていた同志である。クライエントのことで煮詰まったり、難しい局面に参ったりすると、決まってにっこり微笑んでこう言うのだ。

「先生、がんばってね。わたしたちも、診断したり、診療したりしたいんだけど、これは、先生にしかできないことなの。難しいクライエントかもしれないけど、いっぱい、いっぱい応援するから、ね、先生がんばれ！」

厳しい状況になると、あの素敵な看護師さんの声と笑顔が鼓舞《こぶ》してくれる。

・素敵な事務員さん
事務員さんはたいへんだ。なんてったって、クリニックでいちばん先にクライエントと接するんだから。クリニックの第一印象が、事務員さんで決定づけられると言っても過言ではない。

またクライエントによっては、ぼくの前では猫をかぶっていても、事務員さんの前になると、いきなり横柄《おうへい》になる方も少なくない。そんなこんなのうえに、会計もやらなくちゃいけないし、毎月の膨大《ぼうだい》なレセプト請求にも追われる。

そんななか、どんなに忙しくとも、クライエントには、あくまでもやさしく丁寧に接し、常に微笑みを絶やさないひとは素敵だ。

いきりたったクライエントも、そんな素敵な事務員さんと話しているうちに、角がとれていくのが、ぼくにはわかる。

仕事の話はしない

ぼくは、仕事の話を家庭ではまずしない。

妻も聞かない。子どもたちはいまはもう全員独立して家を離れたが、一緒に住んでいるときも仕事については一切聞かれなかったし、ぼくも話さなかった。それがどうだということでもないが、そのことで家庭では、仕事の煩《わずら》わしさから、いっときでも解放されて、また次の一日がんばれるようになったのかもしれない。

後輩で精神科医の夫と公認心理師の妻のカップルがいる。「家でも神経戦でたいへんだね」とぼくが言うと、彼は「家では一切頭を使いませんし、お互いの仕事の話もしません。妻もです。でないと身がもちません。家庭では、思考停止です」と言うんだ。

なるほど、急と緩、白に黒、緊張と弛緩《しかん》のメリハリが毎日の生活には本当に必要なんだ。

「ぼーっとすることも大切ですよ」というスタッフ。さもありなん。そうでなけりゃ、お互い長くこの仕事はやり続けられません！

さあ、この原稿仕上げたら、わが家に直行して、お気に入りのモンキーショルダーのハイボールに身を委《ゆだ》ねよう。

レッツゴー！

ぼくの休日

ぼくの休日は、日曜日だ。

土曜日の夜から、うきうき、わくわく。

両肩から力みが消え、早くも、おやすみモード。長く続いている音楽番組である「ミュージックフェア」を見るのも楽しみの一つだ。

日曜日の朝も普段と同じ5時半ころに起床。すぐ、ひげを剃り、入浴タイム。これが実によい、このためにだけ朝が来ると感じるほどに。

バスタブに浸かりながら、歯磨きアンド歯間ブラッシング、タンブラッシング。スクラブでフェイスウォッシュ、仕上げに髪をシャンプーし、フィニッシュ！

そのあと、おきまりの計量タイム。体重と体脂肪率をカレンダーに書き、昨日や先週の同じ曜日と比較して、有頂天になったり絶望したりの繰り返し。いわゆる「計るだけダイエット」！　これは効くよ！

朝食は、紅茶のみと決めている。


それから、美容室の週は、いつものところの美容室。もう15年以上も同じ美容師さんだ。でも、ほとんどしゃべらない。ここでいつも思うんだが、機関銃のように日常のさまざまなことをしゃべるお客さまが必ずいらっしゃるのだけれど、すべて女性の方だ。ただただ、凄《すご》いねって思うんだ。家でもこうなら、旦那さまはたまらないだろうな、なんて考えてる。

美容室のない週は、駐車場に停めてある愛車にお気に入りの本を持ちこみ、しばし茫然《ぼうぜん》とスカイルーフ越しに青空を眺める。

雲が流れる。成田へ向かう旅客機がゆっくり進んでいく。これがまたいい！　このときがぼくの至福の時だ！

そのあと、本をゆっくり読む。東海林さだおのエッセイを繰り返し、繰り返し読みこむ。彼のリズミカルな文体は、ぼくの文章の血脈になっている。

昼食は冷凍ものをチンして自分でつくる。スパゲティやタンメン、きつねうどんなどの麺類が多い。これがまた、うまいんだな。

ぼくはコロナ禍でこの3年あまり、外食をしていない。唯一外食したのは、東京で開催された精神保健指定医研修会に参加したとき、昼食に、会場付近のすき家に入ったことが1回だけあるくらいだ。

あれは、しばらくぶりもあって、もの凄くうまかったなあ。

それから家へ戻り、ラジオを聴《き》く。定番は「爆笑問題の日曜サンデー」の「ここは赤坂応接間」だ。ぼくがとくに興味があるゲストのときは、身を乗り出して聞き入る。

そのあとリンスや燃えるゴミを入れる袋なんかを買いに近くのスーパーマーケットへ行くこともある。

そして、そのあとは、お楽しみのモンキーショルダーのハイボールタイム！

ゆっくり、じっくり、これからの一週間をかんがみて、予定、スケジュールを組み立てていく。

ハイボールが全身に、じんわりと広がっていくのが、ぼくには確かにわかる。

ノスタルジアが去来

関東地方に雪のおそれなんてニュースが流れると、ぼくはくすりと笑いをこらえる。

ぼくのふるさと山形は、雪国県だ。母の実家は米沢《よねざわ》、ここは凄い。一時、冬は二階から出入りしていたという遠い昔の記憶がよみがえる。

炬燵《こたつ》の上にみかん、炬燵の中では背を丸くした猫が眠る。深夜でも外は雪明かりで真っ暗闇ではない。

そして、雪道を慎重に踏みしめるように歩く。一歩、一歩……。

懐かしいなあ、郊外の一軒家、父が汗水流して、母とぼくたち兄弟のために、働いて働いて、ようやく建ててくれたマイホーム。

その家の傍《かたわ》らで飼っていた、わが家のアイドル、柴犬系雑種の聡明な「コロ」の元気なしぐさも思い出される。

その家で、がんばった。力の限り、もうやれない、これ以上は絶対無理、無理というまで歯をくいしばり耐えた、辛抱して勉強した。

そして、ついに……。


さまざまな故郷でのシーンが脳裏を去来する。

できることなら、あのころに、あのふるさとに戻りたい。

叶わぬ浅き夢か。

大学生や医師になりたてのころは、ノストフォビア（帰郷嫌悪）が、出没することもあった。

しかし、いまはノスタルジア、望郷、郷愁のみだ！

アルバイトあれこれ

学生時代はさまざまなアルバイトをした。

家庭教師だろうって？　そうだよ。いっぱい、いっぱいやったよ。中学生や高校生相手だった。それぞれ能力も性格も違うからたいへんだった。でも、さしで勉強教えるのは楽しかったなあ。それと当然、ご両親とも接するから、わが子の教育については本当にさまざまな考え方があるんだなと、実感した。本当に、それぞれ。さまざま。

それはさておき、いちばん印象に残っているアルバイトは、肉体労働だ。大学3年生の夏休み、ここはがっつり稼ごうと日給の高いやつはないかと、学生課の掲示板を見ていたら、あった！　凄く高い。これを1ヵ月やったら、自動車免許の教習料が出るくらい。いや中古で安い車が買えるかも……。

友人2人と意気揚々、選んだのは、霞ケ浦《かすみがうら》湖畔の工事現場でコンクリートブロックを運ぶ仕事だった。

さて、実際は……一日目で、これはダメだと思ったね。重い、とにかく重い、コンクリートブロックだもの。こうなると、とにかく昼食、何の変哲もないお弁当だったが、これが待ち遠しい。それだけが生きがいなんて思っちゃうから、人間不思議なものだ。帰宅すると全身が痛い。

まあ、契約は契約だから。やりました、やり抜きました、1ヵ月。いやはや、その長かったこととといったら。

もう、自分は肉体労働は絶対、心底、やれないと思ったね。

ところが、ぼくたち数人を束ねるお兄さんはもう8年やっていると言う。ずっとこの仕事をやり続けるし、自分には合っているとも言うんだ。

このアルバイトからは、教えられることが多かった。いわゆる職人さんはみんなやさしかったし、たたきあげの社長も自分の仕事に誇りを持っていた。人間関係はとてもよかった。

この経験から、医師になるべく日頃の勉強に、より真摯《しんし》になることができた。

好きなことができてるかい！

好きな曲を聴《き》いたり、動画を観ているかい？

そうかい、じゃあ、大丈夫だ。

なんだかんだ言っても、好きなことができてるうちは、うつの心配はないと思っていいから。

ざっくり言うとそういうことだ。

ちょっと落ちこんでいても、週末、彼女とデートしたり、趣味のゴルフやってるってクライエントは大丈夫！

そうじゃなくなるのが、うつだ。


あんなに大好きだったアイドルにも興味が湧かなくなり、いつも口ずさんでいたあの曲も聴きたくもない。

目の中に入れても痛くないほど、可愛かった孫が煩《わずら》わしいし、その声は不快に響き、聞くとイライラする。

大好物のうな重にも、食欲がそそられなくなるし、無理して食べてもおいしくない。まるで砂を嚙《か》むようだ。

ふとんに入れば、即、爆睡だったのが、30分以上も寝つけなくなったり、寝ついても2〜3時間ですぐ起きちゃって、それから嫌なことが次々と浮かんできて落ち着かなくなったりする。

果ては、生きてることがつまらなくなり、死んだほうがいいのかなんて思いが、出没。
そんなのが、うつのイメージだ。

そうかな、そうじゃないかな、判断に迷ったら、迷わずクリニックにおいでよ！

ぼくのお気に入り

教育費や住宅ローンに追われ、経済状況に余裕のないころは、ぼくはGU《ジーユー》大好き人間で、足しげく通ったものだ。そのあとは、お決まりの古着屋めぐり、いわゆる掘り出し物を求めてはしごした。最近はようやく、こじゃれたものを通販でぼちぼち注文している。

まあ、目立たないことを第一としてきた母の影響もあるのだろうが、人生の前半はとにかく目立たぬものを。だって、公務員（国立大学勤め）だったしね。

おもしろいのは、その母が80歳過ぎに、ぼくの妻と一緒に、一世一代の海外旅行でハワイに行ったことを契機に大変身を遂げた！　成田からの帰路、開口一番、「自由、自由、ハワイのひとは自由なんだ。服装も自由、髪型も自由」と興奮ぎみに語り、そのあとから、おしゃれで華やかな服装を好むようになったんだ。

ぼくも、大学を離れ、子どもたちの教育が一段落して住宅ローンから解放されたころから、すこしずつ好みの、わりと明るい色の服を買うようになった。

ひとがどう思うかじゃなくて、自分をどのカラーで染めたいか、どういうふうに演出したいか、イメージしたいかなんて考えるようになった。

そう、ようやく、ぼくも、「ぼくのお気に入り」を、身にまとうようになったんだ。

みんなよりは、多分遅いけれど、これはこれで、満足している。

リモート帰省のすすめ

郷里の山形市で、いま満99歳の母が独居で暮らしている。要介護認定は受けておらず元気だ。６年前に伴侶に先立たれ、といっても父は数年間施設暮らしだったから、母のひとり暮らし歴は長い。

何度も施設と自宅との往復案を勧めた。見学までは行くのだが、その狭さに耐えられないと、頑《がん》として応じなかった。祖母が満99歳で大往生しているから、格段に医療技術が進歩している昨今、軽く100歳超えを信じている感がある。

年末年始やゴールデンウィーク、お盆の連休は、山形駅周辺のホテルに連泊して、ぼくと仙台市に住む弟、そして時折ぼくの妻や孫たちと過ごすのが恒例だった。

そこに、コロナである。とたんにぼくは山形に行けなくなった。そこで大活躍しているのがIPネットワークカメラ、ビューラ（Viewla）だ。

これは、4年前に弟が、母がいつもいる実家の茶の間に球形のカメラを取りつけてくれて、それで私たちのスマートフォンから常時見ることができるという画期的な機器である。アマゾンで3万円程度で買える。とにかく便利！　録画もでき、もちろん話しかけることもできる。180度ラウンドもOKでフルカラー。

ぼくは毎日帰省している！　一日に何度も。

朝、診察前に母を見る。いつもの席で朝ごはん、NHK朝の連ドラを見ている。

昼休み、午後の診察前に母と会う。お昼のワイドショーだ。最新の時事ネタや芸能情報を仕入れてる。

夜は母を見ながらシングルモルトウイスキーのハイボールを飲み、至福の時を過ごす。俳人でもある母のいちばんの楽しみは、毎週「プレバト!!」を見ることだ。木曜日夜7時からの1時間。ビューラの画面に、母のとびっきりの弾《はじ》けるような笑顔が躍る。時折聞こえる笑い声……。勉強家の母はいつもメモ帳に、ボールペンでためになることは書き留めている。その様子を眺めるのも心底楽しい。

東京経由で帰省するのは避けたい。しかし若いころのように愛車でのほうは、まさかの事故の危険性がある。

もうかれこれ2年弱も実際には逢っていないことになるのだが、まったくそんな感じはなく、なんだか、はるか昔のぼくが子どものころのような、あの茶の間で、母と暮らしているような錯覚さえ覚える。

パソコン関係に精通している方々には、周知のことであろうが、ぼくと同じような境遇の方の参考になれば幸いです。

人間関係の好き嫌い

職場に嫌なひとがいる、新しい上司とうまくいかない、などなど。適応障害と診断される方は、毎日のようにクリニックを訪れる。

完全に出社拒否の状態では、診断書を書いてしばらく休養していただき、配置転換を待つしかないが、そこまではないひとに、話してみることがある。

あなたは、職場の人たち、みんなが好きですか。同じように好きですか。「そんなわけないでしょ」という声がすぐ出てきそうですね。

そうなんです。10人いれば、好きで憧《あこが》れるひとが2人、なんにも感じない人が6人、なんとなく嫌だなあってひとが2人と分かれると言われます。

そうですよね。

そうなら、嫌いなひとを見るのではなく、素敵な憧れる人だけを見て仕事しませんか。

その憧れる人の、真似《まね》からはじめましょう！

そうすると、あなたも素敵なひとになり、異動で憧れるひとが去ったら、あなたが憧れの対象になるでしょう。

そして、嫌いな体験をし、そういう人に会ったのだから、反面教師となり、あなたは絶対そういう人にはならないでしょう。

なりそうになっても、「ダメだ、ダメだ、なっちゃあダメ！」とブレーキがかかるからね。

親友とは

親友とは、何か。定義はさまざまであろう。

何でも話せる気の置けないやつかな。苦境に立ったとき、じっと寄り添ってくれるひとかな。それもこれも、本人がそう言うのなら親友であろう。

ここでは、ぼくの友人の話をしよう。

彼は、ぼくより5歳年上の心理学者である。

ぼくが、大学の保健管理センターで助手として働いていたときに、同じところで講師をしていた。カウンセリングのみならず、さまざまな心理検査を担当していたが、とくにそのころから、ロールシャッハ検査の解釈に秀でていた。

精神科医は、診断の補助資料として心理検査をオーダーすることが多いが、彼は何の診断のための、また何の診断を除外するための心理検査か、まさに医師の知りたいところにまず焦点を当てて、きちんと説明してくれるのだった。

心理学者としての型どおりの総説的な説明ではなく……。

それと、土浦メンタルクリニックの心理士さんが産休・育休に入り、これは当然のごとく予測不能だが、ぼくが困り果てて電話すると、すぐ人脈を使って、たちどころに複数の心理士や大学院生を紹介してくれた。それもこのクリニックの特徴にきちんと合わせた人選で……。

そのほかにも、人生のさまざまなシーンでお世話になった。直接会うことは、最近はまったくないが、いつも、ぼくの傍らにいてくれる感覚がある。ありがたいと思っている。

彼から、学ぶところは大きかった。

友人が何を求めているのか。

何に苦しんでいるのかを、第一義的に考える。

そして、それをすばやく実践する。

いちばんいけないのは、やれもしないことに生返事したり、安請け合いして、結局、何もやらないことだ。自分では難しい場合は、次なるひとを紹介してあげなければ、いたずらに貴重な時間だけが過ぎていく。

彼は、いまや日本を代表するロールシャッハ研究の第一人者であるが、彼をぼくの親友と呼ばせてもらえるのであれば、ぼくにとって、これ以上の幸せはないだろう。

趣味ないの？

「趣味ないの　それ人生半分　損してるよ」

これは漫画家の蛭子《えびす》能収《よしかず》の日めくりカレンダーのなかのことばだ（『生きるのが楽になるまいにち蛭子さん』ＰＡＲＣＯ出版）。

ちなみに彼の楽しみは、「映画を見ること」「競艇をすること」「ロイヤルホストでミックスグリルを食べること」それと「家族といること」だそうだ。

仕事、仕事のクライエントによく話す。

仕事でからだを使ったら、頭を使う趣味、たとえば、将棋や碁をやろう！

仕事で神経使ったら、からだを使う趣味、ジョギングやテニスをやろう！

真逆だと疲れないよってね。


かく言うぼくの趣味はなんだろう。

一日中、精神科臨床《りんしょう》で頭を使ってるから、ジムで筋トレか朝夕のウォーキングかと思いきや、何もないの！

言行不一致……医者の不養生……。

「日曜日なんだから、家でゴロゴロして酒ばっかり飲んでないで、運動でもしたら！」って、妻には言われっぱなしなんだ。

運動療法の大家で、高名な内科医から直接聞いたことばは「運動やってたら、こんなにいっぱい論文書けませんよ」

ほっとしたり、あきれたり。

まあ、現実はこんなもんです。

悲観主義に陥ったら

お気楽にいきたいと思うことは多い。

いつもさわやかな笑顔で、心配事なんかないです、すべてうまくいくでしょうなんてね。

しかし、その「根拠がない」となるとどうだろう。

どうだっていいじゃん、そんなこと。そんなことより、深刻ぶってるきみの顔を見てると人生がつまんなくなるから、やめてよ！　ってかい。

ぼくは根拠のない楽観主義ほど危険なものはないって考えている。

なぜって、努力しなくなるから。心配しないから当然、準備や用意をしないよね。

これって、おかしいでしょう。まるでなにも想像力が働かない子どもみたいだね。

一方、悲観主義者は、いつの世も、人気がない。「しゃきっとしなさいよ！　また、暗い話かい！　嫌だよ、きみといると暗くなるよ」なんて言われて避けられる。


しかし、「根拠のある」場合は違うよね。

根拠があるんだから、一生懸命考えて、悩んで、心配して、シミュレーションすれば、危険や失敗を回避できるから、結局、お得になるんだ。そうだろう。

根拠があるかないか、じっくり考えてみよう！

そして、もしきみが「根拠のない悲観主義」に陥《おちい》って、仕事や日常生活に支障をきたすようになったりしたら、いつでも、このクリニックにおいでよ。

タメ口で話してほしいひと

敬語や「です」「ます」などの丁寧体を含まないような話し方をタメ口という。

仲間内では当然だが、年上や目上のひとに使うとさまざまな問題を起こすことがある。

ぼくは、経験上、次のように考えたりする。

どうしてもタメ口で話してほしいひとがいる。

決まって素敵なひとだ。いわゆるお近づきになりたい方だ。後輩、年下のひとが多い。

要するに、友だちになりたいんだ。フランクに語り合いたいんだ。上司や先輩としてじゃなくて仲間、同志として、ぼくが扱われたいという切なるこころの発露と考える。

それゆえ、その素敵なひとが、後輩たちとタメ口で談笑しているのを見たりしようもんなら、激しく嫉妬《しっと》するんだ。

一方、それほど好きじゃないひとからタメ口で話しかけられると、激しい怒りと嫌悪感《けんおかん》に襲われる。ふざけんなよ、ぼくはきみと同類じゃないよって。

だから「タメ口で話しかけてほしい」と強く思ったら、そのひとが大好きなんだと思うことにしている。

その反対もあり！

好きか、嫌いかのリトマス試験紙が「タメ口」なのかもしれない。

いま自分が持っているよいもの

ないものねだりは、ひとの常である。

あれがほしい、これがほしいと、欲望は限りない。赤い靴をゲットしたとたん、白い靴がほしくなるんだ。

素敵な憧れた彼女と結婚したとたん、ほかの女の子の輝きが増したりする。

いま、手にしているものは、当たり前になっちゃう。

病《やまい》の最中もそうだ。改善された症状はすぐ忘れ、まだのさまざまな症状に目が向く。そして、まだ治《なお》らないと嘆く。あれだけ不安が強かったのがおさまると、今度は意欲が湧かなくてとしきりにおっしゃる。

不具合なところばかり見ないで、ゆっくりいま持っているよいところを数えてみよう。

まず、歩ける、しゃべれる、目が見える、食事をとれる、など……。

そうするとしだいに、ぼくにもいいとこあるじゃんとなり、こころに余裕が出てくる。

よいところを見てから、まだ至らないところを見る。

それだけでも気分はだいぶ違ってくる。

もう一度、言うよ。暗くつらい気持ちに圧倒されそうになったら、いま自分が持っているよいもの、侵襲《しんしゅう》されていない部分を見て、ひとつひとつ数えるんだ。

ゆっくりね！

必ず、きみは、すこし客観的になれて落ち着いた気分になれるからさ。

精神分析の知識があれば

父親は、ぼくと似た性格、ある種の弱さを秘めていて、帰省しては、よく大げんかになった。酒好きなところも、そっくりである。そのころは、精神分析の知識がなかったから、なんでこんなに、腹が立つのかもまったくわからなかった。

医師になってからのぼくは、後輩たちがフロイト全集の輪読会を開いているというので、

1回だけ参加したが、あまりの難解さに音《ね》を上げ、ギブアップしたことを思い出す。精神療法というと、ぼくはやっぱり、シンプルな森田療法に魅かれた。

そんななかでも、精神分析の自己防衛機制（不快な感情体験を弱めたり、避けたりして、心理的な安定を保つために無意識的に用いられる手段）の、投影性自己同一視を知っていたなら、父親ともっと深くて良好な関係をつくれたのではないかという悔《く》いが残っている。

すなわち、ぼくが父親の性格のなかに、まさに青年期のぼくがクリアできなかった部分を見て、それに対して、怒り、嘆き、攻撃していたのではないか。そこに想いを馳せると、同じ仲間、いや、同志としての、ある種の温《あたた》かい連帯感で、仲よくやれたのではないかなんて、ふと、考えることがある。

コロナ禍と不安障害

新型コロナウイルス感染症の登場、いわゆるコロナ禍では、精神科臨床の場面で、いわゆる不安障害が増えていると実感している。

これは当然として、コロナの恐怖、ストレスにさらされると、あたかも、うつ病のときにそのひとの性格傾向がより強く出るように、脳の個々の脆弱性《ぜいじゃくせい》を反映して、さまざまな症状や症候があらわれる。

だから逆読みをすると、自分がどういう性格特性を有するのかが浮かびあがるから、自己理解は深まるであろう。

ぼくの趣味は、酒とマッサージと牛丼だった。

休日、診療で疲れ果てたからだを、60分4000円弱で揉《も》みほぐしてくれるのだから、たまらない。それと、牛飯屋で無料の紅ショウガ大量とともに、牛丼をガツガツ食べること。

その両方ともコロナで不可能になり、3年ほど行けてない。1回だけなら、いや半年に1回なら……なんてまったくならない。徹底的に行かない、いや、行けない。

旅行もしかり！

妻はいかにも、つまんなそう。

でも、この完全主義が、ぼくの性格の色なんだろうと、強く、うなずく。

クライエントも、さまざまである。感染を恐れて、来院せず電話再診にするひと（連続はダメだけど）、診察室の椅子に座らないひと、手袋をして診察室のドアノブをさわるひとなど。

手を洗う回数が極端に増えた強迫性格傾向の方。果ては、配偶者や家族の行動に疑惑を持ち、隠れて感染する機会があるところへ行っているのではないかと妄想的になり苦しむ方もいらっしゃる。

「性格傾向が強く出ているって、考えてみましょうよ」と言うと、はっと我に返り、「そうですね」と納得される方が多い。

すこし寄りかかって生きる

健康のためには、酒は飲まないほうがよく、タバコは全がんリスクを高めるから、もってのほか。塩分ひかえめで、野菜中心の食事を、しかも、腹6分目を心がける！

運動は適度に、しかし毎日、ウォーキングや筋トレを。

こころの健康のためには、豊かな教養と、素敵な仲間たち、尊敬すべき配偶者や、聡明で思いやりの心を持った子どもたち、さらには困ったときにはいち早く駆けつけてくれる、親愛なる親戚のみなさまに囲まれていることが望ましい。

とまあ、こんな具合だろうか。

それらが、すべて実現できている方を、ぼくは、いまだかつて見たことがない。

一方、アルコール依存をはじめ、ギャンブル・薬物・買い物・ゲーム・性依存などの、依存症については、厳しい目が向けられる。

もちろん、それらにより、社会生活や家庭生活が破綻した例は枚挙にいとまがないのは周知の事実である。

ここで、論点を変えよう。

完全なる健康は絵に描いた餅であろう。

そこで、ひとは、なんらかには、依存しているものなのだ！　との前提に立ったほうが現実的だと思う。

そう言うと、依存症を専門にしている医療者や当事者および家族からは、依存はそんな生易しいものじゃないと、お叱りをいただくのは覚悟で、しろうとのぼくが、日頃考えていることを述べてみたい。

まず、ひとは、何かには、依存しているものなのだと思う。それが何かは、ひとそれぞれ。もちろん、破綻しない程度に。

じゃあどうするか。「いくつかにすこしずつ、寄りかかる、そして、それでよしとする」意識であろう。

「そんなの、当たり前だ」と言う声も聞こえてくる。

そうならば、さらに、「寄りかかっている自分を責めない」ことが大事で、「このわたしに、すこしは寄りかかって、生きているひとも、きっといるはずだから」なんて考えると楽になるかもしれない。

それじゃ、ぼくは、何に、依存してるのかっていうと……。

それは、秘密です。

もちろん！

究極のコミュニケーション

「コミュニケーション不足でした」とは、よく使うフレーズだ。

連絡事項に齟齬《そご》があった場合に言うことが多いようだ。

それはさておき、話し合う回数や頻度が高まれば、人間同士、より理解が深まるのだろうか。

ぼくは残念ながら、これまでのさまざまな精神科臨床上の経験により、そうは思っていない。つまり、真摯にコミュニケーションを取れば取るほど、お互いの価値観や考え方の違いが露《あら》わになる。

もともと、それらが同一のひとなんて、いるはずもなく、もし、話し合いを続けていった結果、同一になりましたとなったら、片方が支配したか、または片方が思考を、なんらかの理由で放棄、停止したとみる。

だから、はなっから「親しくなることは、お互いの差異を知ることだ」「違いにたどりついたら、かなり近しい存在になった」「相手の違いを尊重すれば、その相手もぼくを尊重してくれるかもしれない」と考えて、ぼくにとって大事なひとと、いわゆるコミュニケーションを取るようにしている。

そしたら、とても楽で余裕を持って話せるようになったんだ。

前はさ、「話せば、わかる」と意気込んでいたけど、かえってそれが、相手にとって、うっとうしかったりしたのかもしれない。

かっこつければ、「大切なひとだからこそ、違いも含めて抱けば、ふたりの世界は、2倍、いや無限に広がるんだ」ってね！

ぼくがいちばん好きなことば

ぼくの人生の、運転手は、ぼくだよ！
きみの人生の、運転手は、きみだよ！
だからさ、しっかり前を向いてハンドル握ろうぜ。

きみが右の道、行きたければ
右にハンドルをきればいいし
左の道、行きたければ
左にきればいい。
直進なら、そのまま突っ走れ。

それだけだ。
そういうことなんだ。

人生も同じさ。
ぼくやきみが、主人公なんだ。

大切に、大事に、人生を
歩んでいこう！

もう一度、言うよ。

ぼくの主人は、ぼくで
きみの主人は、きみさ。

笑顔で、口笛吹きながら
楽しくやろうよ！

あとがき

最後まで読んでいただきありがとうございます。自己を語ることには、ある種のとまどいや、おもはゆい想いが交錯するもので、とくにこの本の冒頭部分では、何度も筆が止まりました。

しかし、この受験期のわたしのさまざまな苦しみや不安、喜びなくしては、わたしの人生は語れません。悩み、迷い、ときには絶望的な気持ちになったあの日。あのころがあるからこそ、いまのわたしがある。

当たり前ですが、一日一日の点の連続が、やがて生きる方向性を形づくり、それが人生となるのでしょう。

そのあとは、エッセイ風な文章となりました。

みなさまの興味や関心によって、どこからお読みいただいても結構です。

さて、この本に何度も書いたように、わたしは、きわめて神経質で不安になりやすく、敏感でとても依存的という、やっかいな人間です。それだからこそ、精神科医となり、毎日クライエントと対峙《たいじ》できているのかもしれません。

こんな弱いわたしを、ときにはやさしく、ときには厳しく支えてくれている妻にはいつも感謝しています。本当にありがとう！

また、土浦メンタルクリニックに勤務するきっかけをつくってくださった元筑波大学臨床医学系精神医学教授・白石博康先生と、温かい眼差しで自由に勤務しつづけることを許してくださっている医療法人新生会理事長・鈴木守先生に深謝いたします。

さらに、最後まで見守り、的格なアドバイスをしてくださったさくら舎の古屋信吾さんと猪俣久子さんに感謝します。

上月英樹《こうつきひでき》

著者紹介

一九五三年、山形県に生まれる。精神科医。医療法人新生会土浦メンタルクリニック所長。山形東高校から筑波大学医学専門学群を卒業後、日立総合病院内科研修医を経て筑波大学精神科へ入る。筑波大学精神科准教授を経て、二〇〇四年に豊後荘病院へ。副院長のあと二〇〇七年より土浦メンタルクリニック所長。この間、一九九〇～九一年にかけて、文部省（現・文部科学省）在外研究員としてメルボルン大学オースチン病院の青年期部門に留学した。専門は、青年期精神医学、うつ病、不安障害。著書には、『精神科医がつかっている「ことば」セラピー』『精神科医がよくつかっている治癒することば』（以上、さくら舎）などがある。

精神科医《せいしんかい》のつきない悩《なや》み対応法《たいおうほう》
——こころのうちは喜《よろこ》びと慄《おのの》き

二〇二四年七月八日　第一刷発行

著者　上月英樹《こうつきひでき》
発行者　古屋信吾
発行所　株式会社さくら舎　http://www.sakurasha.com
東京都千代田区富士見一-二-一一　〒一〇二-〇〇七一
電話　営業　〇三-五二一一-六五三三　ＦＡＸ　〇三-五二一一-六四八一
編集　〇三-五二一一-六四八〇
振替　〇〇一九〇-八-四〇二〇六〇

装丁　アルビレオ
装画　Shutterstock.com/K Ching Ching
印刷・製本　中央精版印刷株式会社

ISBN978-4-86581-431-6